수다스러운
암
이야기

의사들의 의사, 질병을 진단하는 병리과 전문의가 전하는 현미경 속 세상!

수다스러운
암
이야기

오구라 카나코 지음
서희경 옮김

병리과 전문의는
사람을 병에 걸리게 하는
직업일까?

우리가 '병에 걸렸다'고 생각하는 것은 어떤 경우일까요?

발열, 통증 등의 증상을 느끼면 병에 걸렸다고 생각할까요? 어떤 증상도 느끼지 못했는데, 혈액 검사에서 이상 수치가 나오면, 병에 걸렸다고 할 수 있을까요?

이렇듯 '병에 걸리다'를 정의하기란 꽤 어렵다고 생각합니다. 저는 의사가 "당신의 병명은 ○○입니다."라고 선고하면, 어찌 되었건 '병에 걸렸다'고 납득할 것 같습니다.

병리과 전문의는 질병을 진단하는 의사입니다. 현미경으로 세포를 관찰하고 치료가 필요한 질병, 그 중에서도 특히 암을 진단하는 전문의입니다. 어찌보면 '사람을 병에 걸리게 하는 전문의'라고도 할 수 있을 것 같네요. 일반적인 의사와는 왠지 반대인 느낌입니다.

병리과 전문의가 하는 역할에 대해서는 일반적으로 많이 알려지지 않은 것 같습니다. 메디컬 드라마에 간혹 등장할 때도 있지만, 대체로 주인공은 아니지요. 병리과 전문의가 어떻게 병을 진단하고 있는지, 암세포가 도대체 어떻게 생겼는지에 대해서는 아마도 대부분은 모르실 것 같습니다.

병리과 전문의는 전체 의사의 0.75%, 일본에 2,483명(2018년 8월 시점) 정도입니다. 평균 연령은 무려 54.6세. 특히, 지방의 경우는 암 진단을 전문으로 하는 대형 병원에도 상근 병리과 전문의가 없는 곳이 많아서 심각한 상황입니다.

(*대한민국 병리과 자격인정 전문의 수는 2020년 기준, 전체 의사의 1.10%로 1,139명_출처: 2021 보건복지통계연보)

병리과 전문의는 왜 이렇게 적을까요?

직접 진료할 기회가 적기에, 환자에게 감사를 받을 일이 거의 없고, 주목받는 역할과는 약간 거리가 먼 특수 전문의이기 때문일 것입니다. 실험실에서 현미경으로 암세포만 관찰하고 있는 밀실 이미지도 더해져 의과대 학생들에게 매력적으로 느껴지지 않기 때문일 수도 있습니다.

사실, 제가 병리과 전문의가 되기로 결심한 것도 '지원자가 적어서 희소가치가 있어 보인다', '내 페이스에 맞게 일할 수 있겠다'와 같은, 사실 간사하면서도 소극적인 이유 때문입니다. 모교 병리학과에 들어간 것은 지금부터 18년 전이지만, 졸업 후 병리학과 전문의가 되기까지 무려 12년이 걸린다는 사실에 무척 놀랐던 기억이 납니다.

저는 두 아이의 엄마이기도 합니다. 아이들은 어릴 때부터 '엄마한테 의지하면 안 된다'를 터득했고, 남편은 '이 사람은 자기가 좋아하는 것에 열중하면 주변이 보이지 않는구나'를 재인식했으며, 같이 사는 친정엄마는 '내가 없으면 집이 돌아가지 않겠구나'라며 체념해 주었습니다. 이러한 우여곡절을 안고 대학원을 졸업한 후, 의학박사가 되어 병리과 전문의를 취득했으며 현재에 이르렀습니다.

오늘날 암 연구는 눈부시게 진보하고 있으며, 새로운 진단법 및 치료제 개발과 더불어 병리과 전문의의 역할이 꾸준히 늘어나고 있습니다. 통계에 따르면, 최근 5년간 일본의 병리 진단 건수는 연간 100만 건 가까이 증가했다는 데이터도 있어, 병리과 전문의 부족은 갈수록 심각한 문제가 되고 있습니다.

한편, 가까운 미래에는 인공지능이 의사의 의료를 지원할 것이라는 이야기가 곳곳에서 들립니다. 병리 진단은 세포의 형태를 보고 판단하므로 화상 인식에 특화된 AI가 향후 병리과 전문의를 대신할 것이니, 전문의가 없어도 괜찮다는 의견도 있습니다. 물론, AI가 발전함에 따라 병리과 전문의 역할의 형태가 달라질 수는 있지만, 모든 병리 진단을 AI가 담당하기는 현실적으로 어려울 것입니다.

저는 NPO Non Profit Organization (민간 비영리 조직)의 〈병리 진단 종합 능력 향상을 위한 모임(약칭: PathCare)〉 활동의 일환으로, 의학에 관심 있는 고등학생을 대상으로 병리 진단 체험 세미나를 개최하고 있습니다. 민간 공동체 활동이지만, 세미나 참가를 계기로 '의사가 되겠다!'는 강한 열망을 안고 의과대학에 입학하는 등, 병리학에 매력을 느끼는 학생들이 점차 늘어나고 있습니다. 저로서는 매우 기쁜 일입니다. 의과대학 진학에 뜻을 두는 것은 장래에 의사가 되기로 결심하는 것을 의미합니다. 세미나를 통해 병리과 전문의의 역할과 의료의 실제에 관해 배우고, 의료 본연의 자세와 의료인의 상을 현역 의료인과 함께 생각하는 것이 얼마나 중요한 일인지 실감하고 있습니다.

이 책에서는 병리 진단이 실제로 어떻게 이루어지는지 소개하는 동시에, 여러 질병 중에서도 병리 진단이 특히 중요한 암에 관해 병리학적으로 해설합니다. 꽤 전문적인 내용이 포함되지만, 제가 직접 일러스트를 그려서(밤마다 일러스트를 그리다 보니, 제 본업을 알 수 없게 되기도 했습니다) 최대한 알기 쉽게 설명하도록 노력했습니다. 그리고 병리학자 나카노 토오루* 박사와의 인터뷰도 수록했습니다.

암은 사망 원인 1위를 차지하고 있습니다. 남성의 약 60%, 여성도 절반 정도가 암에 걸린다고 알려져 있듯이, 매우 가까이에 존재하는 질병입니다. 최근 암 치료 분야도 빠르게 발전하고 있습니다. 분자표적치료제나 면역항암제 등 다양한 약물이 잇따라 개발되면서 화제가 되기도 합니다. 이 책에서는 이러한 최신 암 치료법에 대해서도 다루고자 합니다.

마지막으로 이 책을 읽은 모든 분이 암을 지나치게 두려워하기보다는 조금이라도 암에 대한 올바른 지식을 갖는 것에 관심을 가졌으면 좋겠습니다. 그리고 이 책에서 얻은 지식이 암에 관한 각종 뉴스를 접했을 때 도움이 되기를 바랍니다.

오구라 카나코

*나카노 토오루: 오사카대학교 의과대학 졸업 후 내과에서 연구를 시작했다. 독일 유학을 거쳐 교토대학교 의과대학 강사, 오사카대학교 미생물병 연구소 교수, 동대학교 대학원 의학계 연구과 · 병리학 교수를 역임하고 있다. 저서로는 《줄기세포와 복제》, 《나카노 토오루의 생명 과학자의 전기를 읽고》,《후성유전학》 등이 있다.

Ⅲ 암 병리 도감 2

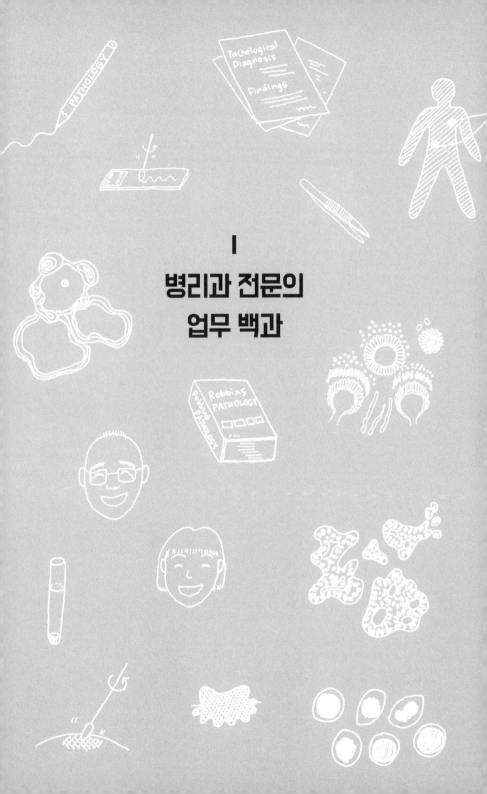

I

병리과 전문의
업무 백과

0
감기 진단과 암 진단은 무엇이 다를까?

우리는 감기에 걸리면 병원에 갑니다. 아무리 건강한 사람이라도 이런 경험이 있을 것입니다. 진찰실에 들어가면 대체로 다음과 같은 대화가 진행됩니다.

"어디가 아파서 오셨나요?"

"어젯밤부터 오한이 났는데, 오늘 아침에 일어나니까 목도 아프더라고요. 체온을 재보니 37.5℃였어요."

"그렇군요. 그럼, 목 상태를 좀 볼게요. 아~ 하고 입을 크게 벌려주세요."

"아~"

"빨갛게 부었네요. 청진기로 가슴 소리를 들어볼게요. 혹시, 기침도 나오나요?"

"네, 기침도 약간 있고, 특히 콧물이 많이 나와요."

"숨을 크게 들이마시고, 내쉬고. 네, 잘하셨어요. 가슴 소리는 이상이 없네요. 감기입니다. 약을 처방해 드릴 테니까, 집에 가셔서 약 챙겨 드시고 푹 쉬세요."

진료를 마칠 때까지, 대략 10분이 채 걸리지 않습니다. 이런 경우, 대다수의 의사는 감기라고 진단합니다. 큰 질병이 의심되지 않는 한, 추가 검사를 진행하지 않고, 처방전을 받아 약국에서 약을 사서 집으로 돌아가 안정을 취하면 됩니다. 그리고 며칠 지나면 괜찮아집니다.

'인후가 붉게 부었다', '미열이 있다'를 근거로 감기라고 진단했지만, '100% 감기다'라고 확신하기에는 근거가 약합니다. 발열과 인후통 증상이 있고, 청진기로 들었을 때 폐렴을 의심할 만한 비정상적인 호흡음이 없었다는 점에서 감기(바이러스성 급성 상기도감염)라고 추정했을 뿐이지요.

그럼, '감기'를 '암'으로 바꿔볼까요?

"암입니다. 항암제를 처방해 드릴게요."라고 할 수는 없지요. 암 진단에는 더 강력한 근거가 필요합니다.

암은 치료하지 않고 방치할 경우, 사망에 이를 수 있는 질병이기 때문입니다. 이처럼 심각하고 무서운 암을 진단하기 위해서는 병리 진단이 필수적입니다.

암 치료는 병리 진단 없이 시작할 수 없습니다.

그럼 병리 진단은 무엇이며, 어떤 절차와 공정을 거쳐 진행될까요?

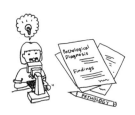

1
암 진단은 누가, 어디서, 어떻게 할까?

대장암의 실제 사례를 한번 들여다보겠습니다.

정밀검사를 받다

건강 검진을 받았던 70세 남성 A 씨는 대장암 검사(대변잠혈 검사)에서 대변에 피가 섞여 있다(대변잠혈 양성)는 결과를 듣고 정밀검사를 받으러 내원했습니다.

대변에 피가 섞여 나왔다는 것은 대변의 이동 경로인 소화관, 특히 대장 점막에 이상이 있어 출혈을 일으킬 가능성이 있다는 의미입니다. 때로는 치질 때문에 출혈이 있는 경우도 있어서 암이 아니라고 안심할 수도 있지만, 출혈의 원인을 찾는 가장 좋은 방법은 직접 관찰하는 것입니다.

A 씨는 정밀검사로 대장내시경을 받게 되었습니다.

대장내시경 검사는 사전에 대장정결제를 복용하여 대변이 거의 남지 않도록 장 내부를 청소한 다음, 항문을 통해서 가는 파이버스코프^{fiberscope}를 삽입하여 대장 내부를 세밀히 관찰합니다. 대체로 대장 입구이자 소장 출구인 회장 말단부까지 카메라를 삽입한 후, 빼내면서 관찰합니다(대장암 편에서 자세히 다룹니다).

이때, 카메라에 의심스러운 부분이 포착되었습니다.

다른 부위에 비해 부풀어 올랐고, 중심부가 분화구처럼 함몰되어 있습니다. 또한 움푹 파인 부분은 점막이 헐어서 빨갛게 되었습니다. 아무래도 이곳이 출혈원으로 보입니다. 주치의는 특수 핀셋으로 이 부위에서 수 mm의 조직편組織片을 여러 개 채취합니다. 이런 방식으로 의심스러운 부분의 조직편 일부를 채취하여 검사하는 것을 '생검生檢'이라고 합니다.

병리 검사실로 가다

A 씨의 출혈원 병변의 조직편은 특수 용액 포르말린이 담긴 작은 병에 넣어져, 병리 검사실로 옮겨집니다. 병리 검사 신청서에는 주치의의 임상 진단이 다음과 같이 적혀 있었습니다.

임상 진단 : 진행성 대장암 의심

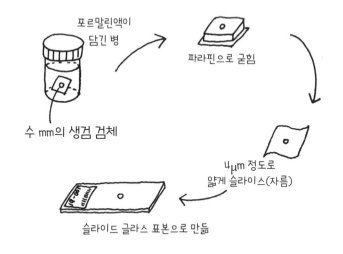

포르말린액이 담긴 병

파라핀으로 굳힘

수 mm의 생검 검체

4 μm 정도로 얇게 슬라이스(자름)

슬라이드 글라스 표본으로 만듦

임상 소견 : 대변잠혈양성으로 대장내시경 시행. S상 결장에 2형 종양 (진행성암 의심 병변을 말함). 동일 병변 생검 시행 ①②

암이 의심되는 A 씨의 조직편은 특수 공정을 거쳐(수일 소요), 현미경으로 관찰 가능한 슬라이드 글라스 표본으로 만들어집니다. 취급에 주의하며 병리과 전문의가 진단하기 용이하도록 예쁘게 슬라이드 글라스 표본을 만드는 일은 임상병리사의 역할입니다.

병리과 전문의 업무 백과   19

병리과 전문의가 사용하는 광학 현미경은 표본 아래쪽에서 빛을 비춰 관찰하는 구조로 설계되어 있습니다. 따라서 빛을 투과할 수 있을 정도로 얇은 상태가 아니면, 개별 세포의 구조와 그것들이 서로 어떻게 결합하여 조직을 형성하고 있는지 등을 충분히 관찰할 수 없습니다.

세포마다 다르지만, 크기는 대략 직경 10μm(1m=1,000,000μm) 내외입니다. 일반적으로 조직편은 개별 세포가 겹치지 않을 정도로 매우 얇게 자릅니다. 복사 용지의 1/20 정도로 약 4μm 입니다. 무색투명한 세포는 염색을 거쳐서 슬라이드 글라스 표본으로 완성됩니다. 병리과 전문의는 이러한 공정을 거친 A 씨의 슬라이드 글라스 표본을 현미경으로 관찰하고 병리 진단을 내립니다.

현미경으로 관찰한 A 씨의 표본은 역시 대장암으로 보입니다. 병리과 전문의는 진단한 결과를 병리 진단 보고서에 기재하여 주치의에게 전달합니다.

병리 진단 : Adenocarcinoma(tub1), Group 5
병리 소견 : 검체는 S상 결장 생검 2개(동일 병변부에서).
조직학적으로 이형성이 강한 종양세포는 불규칙한 선관 형성을 나타내며 침윤되어 있다. 고분화형 관상선암이다. Group 5

전문용어가 나열되어 있어서 일반인이 이해하기 어려울 수 있지만, 분위기를 느껴보는 선에서 가볍게 읽고 넘어가면 됩니다. 이런 형태의 병리 진단 보고서가 주치의에게 통보된다는 사실을 아는 것으로 충분합니다.

암 고지 및 치료 시작

A 씨는 조직병리 검사 진단 결과를 듣기 위해 내원했습니다. 주치의는 A 씨에게 검사 결과 암이 발견되었음을 알려줍니다. 메디컬 드라마에서 종종 이러한 장면을 볼 수 있는데, 이 검사 결과가 바로 병리 진단입니다.

X-ray, CT, MRI 등의 영상 진단과 달리, 병리 진단의 주요 특징은 암세포 자체를 채취하여 현미경으로 직접 관찰한다는 점입니다. 병리 진단은 암뿐만 아니라, 모든 질병의 최종 진단으로 여겨집니다.

생검 조직 검체 병리 진단으로 A 씨의 대장암이 확인되었고, 병리 진단 결과에 따라 해당 암에 대한 적절한 치료가 시작됩니다.

2
병리 진단은 '감식안'의 승부?

병리 진단은 '감식안'으로부터

　질병을 확진하는 병리 진단은 외형에 근거하여 판단하므로 매우 주관적이라고 할 수 있습니다. 수치로 파악하는 것처럼 흑백이 명확하게 결정되는 것이 아닙니다. '병리과 전문의의 독단과 편견으로 결정된다!'라고 하면 불안하게 느껴지실 수 있지만, 그와 유사하다고 말할 수밖에 없습니다.

　병리 진단은 질환의 특정 패턴과 특징을 확인하는 것에서 시작됩니다. 그러므로 정확한 병리 진단을 위해서는 반드시 정상적인 형태를 알고 있어야 합니다.

　정상적인 세포의 형태와 조직의 구조를 모르면, 비정상형을 판단할 수 없습니다. 정상적인 세포와 조직의 형태는 의과대학교의 조직학과 해부학 수업에서 배우지만, 병리과 전문의가 된 후에도 통상적인 진단 업무 속에서 계속 학습할 필요가 있습니다. 개인차, 연령, 호르몬에 의한 변화 등 정상적인 형태도 다양하게 변화하기 때문입니다.

병리과 전문의는 현재 관찰하고 있는 병변이 정상에서 얼마나 벗어나 있는지를 항상 염두에 두면서 진단을 진행합니다. 그런 다음 '이 패턴은 A 질환과 유사하구나.', '아니야. B 질환이라고도 생각할 수 있구나.'와 같이 다양한 질환을 감별합니다. 병리 진단은 세포에 대한 상세한 관찰에서 시작하여 의학적 근거를 제시하는 과정으로 이루어집니다.

경험치는 병리과 전문의 진단 능력

병리 진단 과정은 경험 여부에 따라 상당한 차이가 생깁니다. 한 번이라노 본 적이 있는 질환에 관해서는 '아, 진에 본 적 있어!'라며 과거 경험을 떠올리고 순조롭게 진단할 수 있습니다. 경험이 기억으로 이어져서 전문의로서의 실력이 높아진다고 해도 과언이 아닙니다. 반면, '이런 형태는 처음 본다!'와 같은 증례를 접하면 매우 고민됩니다.

병리과 전문의는 암뿐만 아니라 양성 질병을 포함하여 전신 질환을 진단합니다. 거의 매일 진단하다시피 하는 질병도 있고,

웬만해서는 보기 드문 증례도 있습니다. 소속된 병원에 따라 경험하는 증례 빈도가 다르기도 합니다. 병리과 전문의의 전문성에 따라서도 다소간의 차이가 있을 수는 있지만, 소화관 생검 병리 진단(식도, 위, 대장 내시경 검사를 통해 채취된 조직 진단)은 대부분의 병원에서 시행되고 있어서 익숙하다고 할 수 있습니다.

반면, 뼈와 근육에서 발생하는 암(골연부종양)은 매우 드문 질환이며, 전문 치료 병원도 한정적이어서, 진단할 기회가 드뭅니다. 희소한 증례를 병리 진단하는 것은 참으로 난해합니다. 그러나 병리 진단이 어렵다고 해서 오류를 범하는 것은 절대 허용되지 않습니다.

그렇다면 희소한 질환은 어떻게 병리 진단해야 할까요?

물론, 다양한 문헌과 논문 등을 조사하는 일도 필요하지만, 가장 좋은 방법은 해당 질환에 관한 경험이 풍부한 병리학자와 상담하는 것입니다. 병리학회를 중심으로 특정 질환 진단을 전문으로 하는 병리학자와 상담할 수 있는 시스템이 구축되어 있습니다.

자신의 진단 능력이 언제 한계에 부닥치는지 깨닫는 것 또한 우수한 병리과 전문의가 되기 위한 필수 조건입니다. 따라서 경험이 풍부한 전문가의 소견을 듣는 것은 매우 중요합니다.

병리 진단의 질

'2차 소견Second Opinion'이라는 말을 들어본 적이 있으신가요?

2차 소견은 말 그대로, 다른 전문의의 소견입니다. 진료 방침에 대해서 다른 각도의 의견을 참고하는 것은 매우 중요한 의미를 가집니다.

합리적인 2차 소견을 확보하기 위한 핵심이 있습니다. 병원에 상관없이 치료의 대전제인 병리 진단의 질이 반드시 담보되어야 합니다. 병리 진단 결과가 병원마다 다르다면 치료를 시작할 수 없습니다. 당연히 국내뿐만 아니라, 전 세계 어느 병원에서 진료를 받아도 같은 병리 진단 결과가 공유되는 것이 바람직합니다.

병리 진단의 질이란 구체적으로 무엇을 의미할까요?

만약, 암이라면 2차 소견도 암이라는 진단이 100% 확률로 나와야 하는 것이 무엇보다도 중요합니다. A 병원에서는 암이라는 병리 진단이 내려졌는데, B 병원에서는 암이 아니라는 경우가 생겨선 안 됩니다. 드물지만, 진단이 매우 어려운 질환의 경우, 병리과 전문의에 따라서 암 여부에 대한 의견이 불일치하는 경우가 있습니다. 그럼, 또 다른 병리과 전문의로부터 2차 소견을 확보할 수도 있지만, 양성인지 악성인지에 대한 판단은 무조건 정확해야 합니다.

다음으로 중요한 것은 병리 진단명(질병의 명칭)이 일치해야 합니다. 병리과 전문의가 병리 진단명을 임의로 정하면 치료에 큰 혼란이 발생할 것입니다.

여기서 등장하는 것이 'WHO 분류' 혹은 '암 취급 규약'입니다. WHO 분류는 국제 진단 분류로 전 세계적으로 전문가들이 최신 지식을 수집하고 토론을 거치며 몇 년마다 개정됩니다. 암 취급규약은 WHO 분류가 개정될 때마다 함께 개정되기도 하고, 국내 의료 환경에 맞춰 진료 가이드라인이 제정되기도 합니다. 병리과 전문의는 이에 근거하여 병리 진단을 내립니다. 규정에 따라 병리 진단을 수행함으로써 병리 진단의 질이 담보되며 어느 병원에서나 동일한 치료를 받을 수 있게 되는 것입니다.

3
2가지 병리 진단, '세포 진단'과 '조직 진단'

병리 진단은 검체 채취법과 성상에 따라, 세포 진단과 조직 진단이라는 2가지 유형으로 나뉩니다.

세포 진단이란?

세포 진단은 비교적 환자의 부담이 적고, 건강 검진에서도 행해지는 진단 방법입니다. 일러스트('병리 검사실에서' 참조)에서 설명한 바와 같이, 조직 진단 표본은 병변부에서 채취한 조직 덩어리를 매우 얇게 잘라서 제작합니다. 그러나 세포 진단 표본의 경우는 슬라이드 글라스에 직접 세포를 도포하여 제작합니다.

세포 진단이 이루어지는 2가지 주요 범주를 구체적인 예로 설명해 보면 다음과 같습니다.

① 소변, 흉수, 복수 등 액체 재료로 진단하는 경우

얇게 자를 수 없는 액상 검체의 경우, 세포를 직접 슬라이드 글라스에 도포하는 것 외에는 관찰할 방법이 없으므로 세포 진단을 선택합니다.

② 조직 진단의 사전 단계로 병변부를 면봉 등으로 문질러 세포를 채취하는 경우

대표적인 예로 자궁경부 세포 진단을 들 수 있습니다. 부인과 검진에서 반드시 이루어지는 검사입니다. 자궁경부는 자궁의 입구를 말하는데, 이 부위를 면봉으로 문질러 세포를 채취합니다.

면봉으로 채취한 세포를 슬라이드 글라스에 직접 도포합니다. 조직 진단은 조직 일부를 잘라내야 하므로 출혈이 일어날 수 있지만, 면봉으로 채취하는 검사는 통증이 거의 없고, 넓은 범위의 점막에서 세포를 채취할 수 있습니다.

세포 진단용 슬라이드 글라스 표본은 조직 진단 표본과 마찬가지로, 무색 세포를 염색하여 만듭니다.

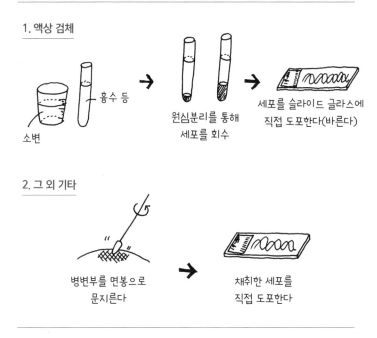

1. 액상 검체

흡수 등

소변

원심분리를 통해
세포를 회수

세포를 슬라이드 글라스에
직접 도포한다(바른다)

2. 그 외 기타

병변부를 면봉으로
문지른다

채취한 세포를
직접 도포한다

세포 진단과 조직 진단의 특징

세포 진단과 조직 진단은 각각 장단점이 있습니다. 세포 진단은 염색, 검사가 즉시 가능하다는 신속성과 액상 검체도 표본으로 만들 수 있다는 것이 장점입니다.

한편, 조직 진단은 한 번 채취한 조직 덩어리로부터 여러 개의 조직 표본을 제작할 수 있다는 것이 장점입니다.

얇게 썬 표본은 두께가 4µm에 불과하기 때문에, 몇 mm의 조직 덩어리로 수백 장의 슬라이드 글라스 표본을 제작할 수 있습니다.

암 연구가 진행되면서 최근에는 진단과 치료도 크게 바뀌고 있습니다. 기본 염색 외에, 암의 특징을 자세히 관찰하기 위해 면역조직 화학 염색법이 종종 사용됩니다.

면역조직 화학 염색은 세포 내에서 단백질(항원)에 특이적으로 반응하는 항체를 이용하여 면역반응(항원항체반응)을 가하는 염색법입니다. 이는 세포가 특정 단백질을 보유하고 있어야 반응이 일어납니다(염색된다). 염색 여부로 세포의 생물학적 특징을 객관적으로 관찰할 수 있습니다.

4
병리해부는 병리과 전문의 역할

병리과 전문의의 또 다른 역할은 병리해부입니다.

CT나 MRI와 같은 영상 진단 기술이 지금처럼 발달하지 않았던 수십 년 전에는 병리해부가 병원 내에서 빈번하게 이루어졌습니다. 최근에는 영상 신단 기술이 발전하면서 부검에 각종 첨단 영상 의료 장비들을 활용하는 시도가 여러 나라에서 활발히 진행되고 있습니다. 사망한 환자에게 Autopsy Imaging이라는 사후 영상 진단이 이루어지는 등 영상 진단 전반의 기술 진보로 병리해부를 시행하는 빈도가 줄어드는 추세입니다. 그러나 아직은 영상 검안이 병리해부를 완전히 대체하고 있지는 못합니다.

병리해부는 기본적으로 병원 내에서 사망한 환자의 증상과 질병의 진행 및 사망 원인 등을 상세히 판정하고, 해당 환자에게 적용된 의료 행위를 검토하기 위해 수행됩니다. 부검 후에는 임상병리 검토회 CPC: Clinico-Pathological Conference 가 열리며, 병리과 전문의를 주축으로 병태와 사인에 대해 상세히 검토합니다.

참고로 사법해부는 사건성, 즉 범죄와의 관련성이 의심될 때 시행하는 부검입니다. 범죄와 사인과의 관계를 규명하는 것이 주목적이며 병리해부와는 구별됩니다. 사법해부는 법의관이, 병리해부는 병리과 전문의가 담당합니다.

병원에서 치료하던 환자가 사망한 경우, 주치의가 유족에게 병리해부에 대한 동의를 의뢰합니다. 주치의로서는 치료 방침이 적절했는지, 치료과정 중에 예상 밖의 증상이 나타났다면 그 요인이 무엇이었는지, 혹은 원인불명의 병태로 사망한 환자의 사인을 밝히고 싶다고 생각합니다. 유족이 부검에 동의하면 즉시 병리해부가 이루어집니다.

병리해부는 때때로 뇌를 포함하여 흉복부에 있는 모든 장기를 적출합니다. 보통 2시간 정도 소요되며, 육안으로 확인 가능한 범위에서 유족에게 결과를 전달합니다. 이후 병리과 전문의는 질병이 의심되는 부위를 샘플링하여 현미경으로 관찰하고 부검 진단 보고서를 작성합니다.

보통 생검 및 수술 재료 조직 진단은 기본적으로 해당 장기와 그 병변에 특화되어 있지만. 병리해부 진단은 사뭇 다릅니다. 환자가 죽음에 이른 과정 속에는 여러 장기의 기능적 또는 기질적 이상이 복잡하게 얽혀 있는 경우가 많기 때문에, 주치의가 보고한 임상 경과에 비추어 고찰하는 것이 중요합니다.

어느 시기에 어떤 치료가 시행되었고, 환자의 병태가 어디서 급격히 변화했는지, 각 장기에서 이상 소견을 찾아 시계열을 맞추면서 논리적으로 조합하는 것이 필요합니다.

병리해부는 상당히 어려운 작업이지만, 주치의와 의료계 전체가 더 나은 의료를 제공할 수 있도록 다양한 것들을 배울 수 있는 귀중한 기회입니다. 한 환자의 죽음에서 배워야 할 것이 많기에 결코 허투루 할 수가 없습니다.

5
병리과 전문의의 하루

병리과 전문의는 어떤 하루를 보낼까요?

보통 오전 8시 전에 출근합니다. 제가 근무하는 병원은 가까운 기일에 수술이 예정된 환자의 치료방침을 검토하고 확인하는 합동 콘퍼런스를 주 2회 열고 있습니다. 외과 전문의, 방사선과 전문의, 병리과 전문의가 참여합니다.

콘퍼런스가 시작되면, 맨 먼저 초년생 외과 전문의가 검사 결과와 시술 방법 등을 발표합니다. 환자의 연령, 호소하는 주요 증상과 병증, 기존 질병 이력, 비만도 및 흡연 기간(비만과 흡연은 수술의 위험인자가 된다), 암 진행 상황, 수술 계획과 방법 등을 확인합니다. 수술 전 생검 병리 진단도 확인해야 할 사항이므로 병리과 전문의가 설명을 덧붙이고, 방사선과 전문의가 CT나 MRI 등의 영상 소견에 대해 조언합니다.

1시간 정도 소요되는 콘퍼런스가 끝난 후, 병리과 전문의는 검사실로 돌아와서 잠시 휴식을 취합니다. 그리고 오전 중에 전날 제출된 검체(수술로 적출된 장기, 생검으로 채취한 조직 등이 병리 검사실에 많이 도착한다)를 분담하여 검사합니다.

검체가 수술 재료인 경우, 적출된 장기를 사진 촬영하면서 전체 장기 및 병변의 크기와 성상 등을 관찰하고 기록합니다. 그리고 필요한 부분에서 소량의 샘플링(자르기)을 수행합니다.

암 취급 규약에는 장기의 종류와 암의 크기에 따른 절제 방법도 세세하게 정해져 있습니다. 병리과 전문의는 육안으로 진단하면서 규약에 정해진 바대로 자릅니다. 정확한 부분을 샘플링하지 못하면 진실은 완전히 암흑 속에 묻히게 되므로, 절제 과정은 정확한 병리 진단을 내리기 위한 매우 중요한 프로세스입니다.

샘플링은 병리과 전문의가 되는 훈련의 첫걸음입니다.

초년생 병리과 전문의나 연수의는 꾸준히 훈련해야 합니다. 난해한 증례의 경우는 저 역시도 수술 검체를 관찰하고 만져 보면서 어떻게 절제해야 정확한 병리 진단을 내릴 수 있을지 함께 고민합니다.

샘플링이 끝나면, 완성된 슬라이드 글라스 표본을 현미경으로 관찰하면서 병리 진단 보고서를 완성합니다. 초년생 병리과 전문의와 연수의는 경험이 적기 때문에 독립적으로 병리 진단 보고서를 마무리할 수 없습니다. 반드시 지도의의 이중 확인이 필요합니다.

저는 매일 '사인 아웃' 시간을 가지고 있습니다. 병리 검사실에는 여러 사람이 함께 관찰할 수 있도록 토론용 현미경을 비치하고 있습니다. 이것으로 다 같이 슬라이드 글라스 표본을 관찰하면서 병리 진단을 합니다.

후배 의사들이 검사한 증례의 슬라이드 글라스 표본을 모두 살펴보고 나면, 제가 증상 사례에 관해 설명하고 작성된 병리 진단 보고서 초안을 확인합니다.

물론 정확한 병리 진단임을 전제하고 있지만, 임상의가 이해할 수 있는 적절한 언어로 소견서가 작성되어 있는지, 병명을 포함하여 질병 취급 규약에 규정된 다양한 인자들이 빠짐없이 기록되어 있는지 등을 꼼꼼하게 확인합니다. 이로써 정식 가 완성됩니다.

'사인 아웃'은 대체로 2시간 정도 소요됩니다. 사실 제가 좀 수다스러운 편이라서 이야기가 다른 주제로 빠지기도 하고, 현미경으로 표본을 관찰하는 과정에서 흥분한 나머지 설명이 길어지는 것이 원인입니다.

증례를 다 보고 나면, 살짝 피곤이 올라오곤 합니다. 게다가 목이 쉬는 경우가 많은데, '병리과 전문의가 목이 왜 쉬지?'라며 의아해했다가, 그 이유가 제 수다 때문이었음을 바로 자각하곤 합니다.

점심 직후, 병리 검사실은 오전의 팽배했던 긴장감이 다소 풀어집니다. 어쩌다 한 번씩은 현미경을 보고 있다가 눈꺼풀이 감길 때도 있습니다. 순간 정신을 차리면 접안렌즈에 얼굴을 기댄 채로 졸고 있었음을 깨닫게 되지요.

깜짝 놀라 주변을 돌아보니, 옆에서 열심히 검사하는 줄 알았던 후배들 역시 같은 자세로 졸고 있었던 날도 있었습니다. 어쨌든 집중력이 필요한 일이기에, 적당히 휴식을 취하면서 진단을 진행합니다.

이러한 느긋한 공기를 확 깨우는 것이 있으니, 바로 수술중 신속 병리 진단입니다!

이는 수술 중에 조직편을 동결시켜서 간이 슬라이드 글라스 표본을 제작하고, '신속하게' 병리 진단을 수행하는 것을 말합니다. 암이 림프절로 전이되었는지, 진행성암 수술로 절제한 장기 끝에 암이 도달했는지를 판단하는 등 다양한 진단이 이루어집니다.

신속 병리 진단이 진행되는 동안에는 수술이 잠시 멈추므로, 표본 제작 공정을 포함하여 대략 30분 이내에 진단을 끝내야 합니다. 동결 표본은 일반 표본에 비해 품질이 낮고 조직편도 작은 편이라 정확한 진단에 어려움이 있지만, 집도의가 수술 진행 방식을 결정할 수 있도록 신속하고 정확하게 병리 진단을 수행해야 합니다. 병리과 전문의로서는 가장 긴장되는 순간이라고 할 수 있습니다.

수술중 신속 병리 진단이 끝나면(수술이 순조롭게 진행되고 있다는 조건하에), 대체로 18시 전에 모든 업무가 완료됩니다. 업무나 공부 등 하려고 하면 밤을 샐 정도로 얼마든지 많지만, 오진은 절대 허용되지 않기에 과로는 금물입니다. 규칙적인 일과를 보내는 의사 축에 속한다고 볼 수 있습니다.

간단하게나마 병리과 전문의의 일과를 소개해 보았습니다. 하지만 이는 어디까지나 병리과 전문의인 저를 기준으로 한 것일 뿐입니다. 병리 진단 업무를 수행하면서 연구에 매진하는 의사들도 있습니다. 개인별로 차이가 있음을 말씀드립니다.

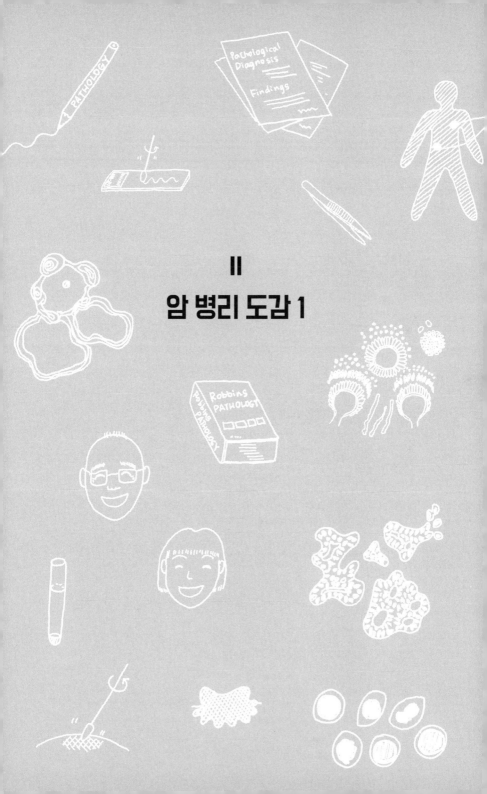

II
암 병리 도감 1

0
세포의 형태

정상과 이상의 경계는?

다양한 세포

이제, 암에 대한 이야기를 시작해 봅시다.

먼저 간략하게 정상 세포의 형태에 관해서 알아봅시다.

세포는 크게 핵과 세포질로 구성됩니다. 세포질에서는 미토
콘드리아, 골지체, 리보솜 등의 세포소기관들이 다양한 기능을
담당하고 있습니다. 이런 세포소기관은 전자현미경을 사용해
야 자세히 관찰할 수 있습니다. 일반 광학현미경으로는 기본
적인 핵과 세포질만 관찰할 수 있습니다.

핵에는 DNA, RNA, 단백질 등의 유전 정보가 포함되어 있습니다. 조직 표본은 일반적으로 헤마톡실린과 에오신 염색(H&E 염색Hematoxylin and Eosin stain)을 기본으로 하는데, 염색액인 헤마톡실린 용액이 핵을 보라색으로 염색합니다.

이는 실처럼 꼬여있는 DNA와 단백질의 복합체인 크로마틴(염색질)이 염기성인 헤마톡실린에 의해 염색되었을 때 나타나는 색상입니다. 같은 보라색으로 보여도 크로마틴의 양과 분포 방법에 따라 염색성과 핵의 색상이 달라집니다.

세포질은 일반적으로 세포 내부에서 핵을 제외한 부분입니다. 젤 형태의 액체 성분으로 앞서 말한 세포소기관이 포함되어 있습니다. 세포질은 에오신에 의해서 분홍빛으로 염색되는데, 세포소기관(미토콘드리아, 골지체, 리보솜 등)들의 개별 함유량에 따라 색상이 약간씩 다릅니다.

우리 신체에 존재하는 가지각색의 수많은 세포는 기본적으로 핵과 세포질을 가지고 있지만, 그 형태는 세포에 따라서 다릅니다.

예외는 적혈구입니다. 적혈구는 신체 전체에 산소를 운반하는 기능을 하는 혈액세포 중 하나로 골수에서 만들어집니다. 적혈구는 성숙 마지막 단계에서 핵을 버린 채로 골수를 떠나 혈액 속으로 들어갑니다. 핵이 있으면 산소와 이산화탄소를 흡수하는 데 방해가 되기 때문입니다.

이런 원리로 성숙한 적혈구는 핵이 없고 세포질로만 구성되어 있습니다. 그 결과, 한 가운데가 옴폭 들어간 귀여운 타원형 구조가 된 것입니다.

이형이란 무엇인가?

암에 관해 이야기할 때 한 가지 알아두어야 할 전문 용어가 있습니다. 바로 '이형異形'입니다. 이형이란, 정상에서 벗어나 비정상적으로 변형된 것을 의미합니다.

병리과 전문의는 세포의 형태를 보고 양성인지 악성인지를 판단합니다. 이때 가장 중요하게 여기는 것이 이형성입니다. 관찰하고 있는 세포가 정상에서 얼마나 벗어나 있는지를 파악하는 것은 병리 진단에서 매우 중요합니다. 편차가 크면 '이형이 강하다', 작으면 '이형이 약하다'라고 이형의 경도를 표현합니다.

이형은 크게 핵 이형과 구조 이형으로 나뉩니다.

핵 이형은 핵의 형태나 크기가 정상에서 벗어난 것을 의미합니다. 핵 이형성은 그 상태 그대로 각각의 세포 이형으로 취급합니다.

구조 이형은 말 그대로 구조적 이형입니다. 우리 몸속에서는 다양한 특성을 지닌 세포들이 각자의 장소에서 서로 달라붙어 구조를 이루고 있습니다. 정상적인 구조가 만들어지면 장기의

2가지 이상 형태

◆ 핵 이형

정상 세포

핵 — 세포질

핵 이형

핵이
커졌다

핵이
일그러졌다

◆ 구조 이형

정상 구조

규칙적이고
아름답다

구조 이형

불규칙하고
모양이 안 좋다

형태와 기능이 유지됩니다. 조직 진단에서는 구조 이형이 특히 중요하게 취급됩니다.

앞으로 다루게 될 다양한 암에서 '이형'이라는 용어가 많이 나올 테니, 일단 기억해 둡시다!

이형인지 아닌지는 금방 알 수 있다?

이형의 유무는 명백히 병리과 전문의의 주관적 판정입니다. 현실적으로 이형의 경계는 사람마다 다른 것이 사실입니다. 또한, 이형의 판정은 질환에 따라서도 크게 달라집니다.

의학 교과서에서 이형을 판단하는 포인트를 다루고 있지만, 같은 질환을 수백, 수천 번 경험하면서 자신만의 진단 척도를 반드시 만들어야 합니다. 그래야만 병리과 전문의로서의 연륜을 쌓아갈 수 있습니다.

1
'종양'의 정의

부스럼, 종기, 멍울은 다르다?

부스럼과 종기의 차이는?

부스럼이나 종기라고 하면, 보통 여드름, 뾰루지 등의 이미지가 떠오르시지요? 사전적으로는 이렇게 설명하고 있습니다. 종기는 피부 모낭 부근에 화농성 균이 침입하여 생기는 염증을 말하며, 부스럼은 피부에 나는 종기를 통틀어 이르는 말로 종기의 상위어에 해당합니다.

정리하면, 부스럼은 피부의 특정 부위가 다른 부위에 비해 '볼록 튀어나오고 단단하여 눈에 띄는 부분'을 통칭하는 용어입니다. 그중 특히 '붉은색을 띠며 발열과 통증을 수반하는 것'을 종기라고 합니다. 그러니 여드름이나 뾰루지는 종기, 혹이나 멍울은 부스럼에 가깝다고 볼 수도 있겠습니다.

그렇다면 의학적으로는 어떻게 분류할까요?

염증으로 인해 부어오른 여드름의 경우를 제외하고, 이러한 병변은 발생 원인에 따라 크게 '과다형성'과 '종양'으로 분류됩니다. 다만, 과다형성과 종양을 엄격하게 구분하기는 매우 어렵고, 전문적 지식이 필요하므로 여기서는 종양에 대해서만 다루고자 합니다. 또한, 종양을 신생물이라고도 하는데, 이 책에서는 종양이라는 용어를 대표적으로 사용하겠습니다.

다양한 종양

종양은 영어로 'neoplasm' 혹은 'tumor'입니다. 종양이란, '후천적 유전자 이상에 의한 비정상적인 세포 증식'으로 정의됩니다. neoplasm과 tumor는 동의어에 가깝지만, 예전에는 염증으로 인해 부어오른 것(여드름, 뾰루지 등)을 tumor라고 지칭하던 시기가 있었던 것 같습니다.

종양을 정의 내리기는 다소 어렵습니다. 여러분의 이해를 돕고자 최대한 쉽게 설명해 보겠습니다. 인간의 신체는 약 37조 개의 세포로 구성되어 있으며, 그 수는 항상 일정합니다. 이는 새로운 세포의 탄생과 오래된 세포의 사멸이라는 세포 재생

주기를 유전자가 조정하기 때문에, 세포의 수가 항상 일정하게 유지되는 것입니다.

예를 들어, 피부세포는 대략 4~6주를 주기로 표피에서 떨어져 나갑니다. 성인 여성은 한 달에 한 번 정도 여성호르몬에 의해 자궁내막의 오래된 세포가 떨어져 나가고 새로운 세포로 채워지는 월경이 일어납니다. 그런데 유전적 이상으로 인해, 세포 증식 주기가 무너지면서 세포가 끝없이 증식하는 질병을 종양이라고 정의합니다.

종양의 종류는 매우 다양합니다. 장기에 따라서도 다르지만, 같은 장기 내에서도 다양한 유형의 종양이 발생합니다. 의사와 환자 모두에게 최대의 관심사는 종양이 양성인지, 악성인지입니다. 종양의 양성과 악성은 어떻게 정의될까요?

'로빈스'라는 별칭으로 알려진 기초병리학 교과서《Pathologic Basis of Disease》에서는 양성 종양과 악성 종양을 다음과 같이 구분하여 설명합니다.

'양성 종양은 주변 조직을 파괴하지 않고 일부분에만 존재하며 그 부분만 절제하면 치료될 수 있는 종양이다. 반면, 악성 종양은 주변 조직을 파괴하면서 증식하여 다른 부위로 전이될 수 있는 종양이다.'

즉, 인간에게 나쁜 영향을 미치는 종양이 악성 종양이라고 할 수 있습니다.

악성 종양은 모양이 좋지 않다?

병리과 전문의는 악성 종양을 '모양이 좋지 않다'고 표현할 때가 있습니다. 악성 종양을 현미경으로 관찰하면 대게 모양이 좋지 않은 경우가 많습니다. 귀여운 얼굴로 인간에게 최악의 행동을 하는 소악마 같은 악성 세포도 있습니다. 이에 대해서는 다음에 다루기로 하고 넘어가겠습니다.

'모양이 좋지 않다'를 병리학적으로 설명하면, 앞서 언급한 것처럼 '이형이 강하다'는 의미입니다. 즉, 형태가 정상에서 일탈하고 변형될수록 이형이 강하고 모양이 좋지 않다고 할 수 있습니다.

악성 종양은 모양뿐만 아니라, 행실도 좋지 않습니다. 주변 세포에 악영향을 미치며, 치료하지 않고 방치할 경우 사망에 이르게까지 합니다. 여러분이 악성 종양이나 암을 떠올리면 공포가 느껴지는 이미지와 가까운 것이 분명합니다.

그렇다면 악성 종양이 암을 의미하는 것일까요?

다음 장에서 암에 대한 확실한 정의를 내려 봅시다.

2
유전자 이상

유전자 이상은 유전될까?

'유전'의 의미

'유전자 이상'이라는 말을 들으면, 어떤 생각이 드시나요? '자식이나 손주가 이상 형질을 물려받는다는 의미일까?'라는 의구심이 들면서 불안해지는 분들도 있을 것입니다.

아마도 '유전遺傳'이라는 말에 '자손에게 전해진다'는 의미가 포함되어 있기 때문인 것 같습니다. 말이 나온 김에 유전자 이상에 관해 제대로 파헤쳐 봅시다.

후천성 혹은 선천성? 2가지 유전자 이상

결론부터 말하면, 종양에서 생기는 '후천적 유전자 이상'은 해당 종양세포에만 발생하는 이상입니다. 따라서 기본적으로 다른 정상 세포에 영향을 미치거나 다음 세대에 계승되지 않습니다. 다만, 다음 세대에 계승되는 유전자에 이상이 생겨도 종양이 발생할 수도 있습니다. 이러한 유전자 이상으로 인해 생기는 암을 '유전성 종양' 혹은 '가족성 종양'이라고 하며, 현재 약 11가지 유형의 유전성 종양이 확인되었습니다.

유전성 종양의 경우, 수정란 시점에서 유전자에 이상이 발생합니다. 선천성 이상이란, 이 시점에서의 이상을 의미합니다. 생식세포, 즉 수정란에서 이상이 발생하는 것입니다.

신체의 모든 세포가 하나의 수정란에서 만들어지기 때문에 유전자 이상은 전신 세포로 퍼지게 됩니다. 유전성 종양 환자가 하나 이상의 장기에서 암이 발생할 가능성이 높은 이유가 그 때문입니다.

다만, 통계 자료가 있음에도 불구하고, 해당 환자가 암에 걸릴 확률을 정확하게 예측하기는 어렵습니다. 따라서 유전성 종양 환자는 자신이 암에 매우 취약하다는 사실을 인지하고, 조기에 암을 발견하기 위해 자주 검사를 받아야 합니다.

할리우드 스타인 안젤리나 졸리가 암을 예방하는 차원에서 양쪽 유방을 적출해 화제를 모은 바 있습니다. 그녀는 자신에게

2가지 유전자 이상

◆ 후천성

"체세포(신체의 각 부분을
구성하는 세포) 레벨"

나이 ?

갑자기 위 세포에 이상이
생겨서 종양이 됨
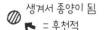 = 후천적

↓

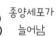 종양세포가
늘어남

↓

위

이 중심 부분의
세포들에만 이상이 있음
= 보통의 종양(암)

◆ 선천성

"생식세포 레벨"

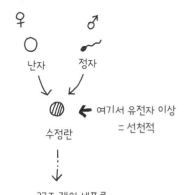

♀   ♂

난자   정자

← 여기서 유전자 이상
수정란   = 선천적

↓

37조 개의 세포로
(유전자 이상도 모든 세포에 고루 퍼진다)

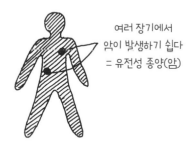

여러 장기에서
암이 발생하기 쉽다
= 유전성 종양(암)

'유전성 유방암 및 난소암 증후군'이라는 유전성 종양을 일으
키는 유전자 이상이 있음을 알고 예방 수술을 받은 것입니다.

흔히, '부모가 암에 걸리면 자식도 암에 걸릴 가능성이 있다'는
수준으로 이야기되곤 하는 '암 가계도'에 대해서는 의학적으로
명백하게 밝혀지지 않았습니다. 오래 살수록 후천적 유전자
이상이 발생할 가능성도 높아지는 셈이므로, 결과적으로 장수
가계도가 암 가계도처럼 인식될 수도 있습니다. 실제로 두 명
중 한 명이 암에 걸리는 시대이므로 부모나 형제자매가 암에
걸리는 것은 전혀 드문 일이 아닙니다.

암 진단과 유전자 진단

앞으로 자세히 다루겠지만, 최근에는 일반 암에서 종종 발생
하는 것으로 알려진 유전자 이상 유무를 검사하는 병리 진단이
증가하고 있습니다. 또한, 해당 유전자 이상에 맞춘 치료제도
개발되고 있습니다.

유전성 종양이 의심되는 경우는 특수한 유전자 검사를 시행
하게 됩니다. 유전성 종양에 관여하는 유전자 이상을 찾는 것은
환자 본인뿐만 아니라, 가계 전체에 미치는 문제일 수 있으므로
매우 섬세한 접근이 필요합니다. 따라서 전문 유전 상담사가
피검사자와 충분히 논의한 후, 검사를 진행하는 경우가 많습
니다.

3

암과 악성 종양의 차이

악성 종양이란?

암과 악성 종양

악성 종양에 대해서는 어느 정도 명확해졌는데, 그렇다면, '암'과 '악성 종양'은 무엇이, 얼마나 다를까요?

일단, 암에 대한 의학적 정의를 알고 나면, 자연스럽게 암과 악성 종양의 차이를 이해할 수 있습니다. 암의 정확한 정의는 '상피성 악성 종양'입니다. '상피성'이라는 생소한 용어가 등장해서 어리둥절하시죠? 다소 전문적인 내용입니다만, 최대한 이해하기 쉽게 설명해 보겠습니다. 찬찬히 따라와 주세요.

우리 몸에는 약 37조 개의 세포가 있으며, 크게 상피세포와 비상피세포로 나뉩니다. 상피세포는 외부 세계와 접한 세포로 서로 결합하여 마치 시트처럼 몸을 덮는 성질이 있습니다.

대표적인 것이 피부세포입니다. 피부 상피세포(표피라고도 함)는 외부 세계와 접하고 있으며, 서로 결합하여 신체 전체의 표면을 덮고 있습니다. 이러한 상피세포가 악성 종양이 되는 것이 바로 암입니다.

이해를 돕기 위해, 어떤 종류의 암이 있는지 떠올려 봅시다. 예를 들어, 소화관은 입에서 시작해 항문에서 끝나는 일련의 장기 군으로 음식물 소화를 담당합니다. 구체적으로는 '입 → 식도 → 위 → 십이지장 → 소장(공장·회장) → 대장(맹장·상행결장·횡행결장·하행결장·S상결장·직장) → 항문'으로 구성되어 있습니다.

사실상, 음식물과 변이 지나는 통로인 소화관의 내부는 신체의 외부이며 외부 세계와 접하고 있는 것입니다. 다시 말하면, 우리 몸은 중심에 하나의 관이 뚫려 있고, 도넛처럼 가운데가 비어 있는 구조입니다.

따라서 소화관의 내부를 덮고 있는 세포가 상피이며, 그곳에 발생하는 모든 악성 종양이 '암'인 것입니다. 소화관의 어느 장기에서 발생하느냐에 따라 식도암, 위암, 대장암 등으로 불립니다.

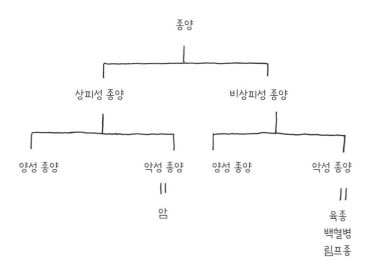

'혈액암'이라고는 하지 않나?

반면, 뼈나 혈액세포는 어떨까요? 뼈세포는 피부를 뚫을 정
도의 심각한 골절(개방골절)이 없는 한, 결코 외부 세계와 접촉
하지 않습니다. 혈액세포 역시 혈관 속에서 흐르고 있습니다.
날카로운 도구에 베어 혈관 자체가 끊어지면 출혈이 일어나지만,
출혈이 없는 한 외부 세계와 접촉하지 않습니다.

따라서 뼈와 혈액세포에 생기는 악성 종양은 암이 아닙니다. 대신 골육종이나 백혈병 등과 같이 다른 이름을 가지고 있습니다. 일반인이 이해하기 쉽도록 편의상 혈액암이라고 칭할 뿐, 혈액세포가 악성 종양이 되어도 의학적으로는 혈액암이라고 명명하지 않습니다.

참고로, 골육종의 '육종'은 상피세포 외 세포에서 발생하는 악성 종양에 흔히 사용되는 명칭입니다. 골육종, 지방육종, 횡문근육종과 같이 비상피성 결합조직인 뼈, 연골, 근육, 지방, 신경, 혈관 등에 생기는 악성 종양에 '육종'이라는 이름이 붙는 경우가 많습니다.

지금까지 양성 종양, 악성 종양, 암, 육종에 대해서 알아보았습니다.

4
'분화'의 정의

환경에 따라 지능적으로 변한다

암의 완치 여부를 결정하는 요인

미니 병리학 강의는 '종양', '암', '분화' 순으로 진행됩니다. 분화에 관한 이야기를 시작하기 전에, 한 가지 의문을 공유해 보면 좋을 것 같습니다.

같은 암에 걸렸음에도, 완치되는 사람이 있는가 하면, 그렇지 못한 사람이 있는 이유는 도대체 무엇일까요? '나는 말기 암을 이렇게 극복했다!'라는 투병기를 전문가 입장에서 보면, '분화도가 좋았나?', '애초에 암 진단이 정확했을까?' 등 다양한 의구심이 듭니다. 암의 완치 여부를 결정하는 요인은 대체 무엇일까요? 이 궁금증에 대한 몇 가지 답을 제시해 보겠습니다.

완치 여부를 결정하는 가장 큰 요인은 '암이 얼마나 빨리 발견되었는가'입니다. 조기 발견이 암 치료에 가장 중요한 요소임을 익히 들어서 알고 있으실 것입니다.

악성 종양을 치료하지 않고 방치하면, 점점 커져서 혈관이나 림프관을 통해 다른 장기로 전이될 가능성이 있습니다. 가능한 조기에 발견하여 치료하는 것이 가장 좋습니다.

완치 여부를 결정하는 또 다른 주요 요인 중 하나는 분화分化 입니다.

핵심은 '분화'

분화分化 는 아무런 특징을 가지고 있지 않던 세포(미분화)가 형태 및 기능 등의 특징을 갖춰가는 것을 말합니다. 뉴스 기사를 통해 유도만능줄기세포iPSC: induced pluripotent stem cell 라는 말을 들어 본 적이 있으신가요? '유도만능줄기세포'라는 용어에서 '만능'은 향후에 다양한 세포로 분화할 수 있는 능력을 보유하고 있음을 의미합니다. 그러므로 유도만능줄기세포는 미분화된 세포라고도 할 수 있습니다.

인간의 일생은 단 하나의 수정란에서 시작됩니다. 수정란은 세포 분열을 반복하면서 각기 다른 형태와 기능을 가진 세포로 발달합니다. 이를 '발생發生'이라고 하는데, 미분화된 세포가 다양한 유형의 세포로 분화되는 과정을 말합니다. 그리고 출생 단계에서는 거의 모든 세포가 분화를 완료합니다.

예를 들어, 대장 세포는 가늘고 긴 독특한 형태인데, 점액을 분비하고 수분을 흡수하는 기능을 수행하고 있습니다. 피부세포는 서로 단단히 결합하고 웨이퍼(속칭 웨하스 과자)처럼 층을 형성함으로써 외부 자극에 대응하는 형태와 기능을 수행하고 있습니다.

각 장기에는 고도로 분화된 세포들이 존재하며 각자 맡은 역할을 충실하게 수행하고 있습니다. 종양은 고도로 분화된 세포에서 발생합니다. 암이 되는 과정에서 암세포가 기존 세포의 형태와 기능을 어느 정도 유지한 상태면 '분화가 좋다', '고분화'라고 합니다.

분화도가 낮아지면 악성도가 높아진다

대장암은 특히 고분화형 암인 경우가 많은데, 원래의 대장 점막 구조와 유사한 특성을 지니고 있는 것을 말합니다. 원래 세포의 특징에서 벗어날수록 중분화, 저분화, 미분화로 점차 분화도가 떨어집니다(낮아진다). 암의 분화도가 낮을수록 예전 단계로 거슬러 가는 상태에 가깝기 때문에 무질서하게 증식하는 경향이 있고, 일반적으로 악성도가 높습니다.

이를 바탕으로 생각해 보면, 같은 장기에 발생한 암이라도 어떤 사람은 완치되고 어떤 사람은 완치되지 못하는 이유가 사실 분화도와 깊은 관련이 있음을 알 수 있습니다.

미니 병리학 강의 초반에 다룬 이형에 관해 기억하시죠?
이형과 분화도는 밀접한 관련이 있습니다. 분화도가 낮을수록 원래의 세포 형태와 세포군의 형성 구조가 소실되기 때문에, 핵 이형성과 구조 이형성도 강해집니다.
이어서 다룰 조직형 역시 이형 및 분화도와 관련이 있으므로 잘 기억해 두도록 합시다.

5
'조직형'의 정의

'형태'와 '환경에 따른 지능적 변화'로 분류한다

주요 의학 용어인 '종양', '암', '분화'에 대해서 이해가 되셨
시요? 그렇다면 앞으로 나눌 내용은 좀 더 쉽게 다가올 것입니다.
이번에는 '조직형'에 관해서 이야기해 보고자 합니다.

이전 강의와 밀접한 관련이 있습니다. 암을 정의할 때, '상피'
에 관해 다뤘었는데, 기억하시나요? 복습 차원에서 다시 짚어
볼게요. 상피세포는 '외부 세계와 접해 있으며 신체 표면을 덮는
세포'입니다. 상피는 장기에 따라 형태와 기능이 다르며, 크게
'편평상피, 선상피, 요로상피' 3가지로 구분됩니다.

상피의 형태

편평상피는 말 그대로 편평한 모양입니다. 서로 강하게 결합하여 겹겹이 층을 이루는 특징 때문에 '중층편평상피'라고도 불립니다. 자극에 대한 내성이 강해서 주로 외부 세계와 직접 접촉하는 부위에 존재합니다.

중층편평상피가 존재하는 대표 부위는 예상하신 대로 피부입니다. 피부 상피는 신체에서 가장 두껍습니다. 그중에서도 가장 두꺼운 부위는 발바닥입니다. 납득이 되시지요?

가장 얇은 부위는 남성의 음낭 피부입니다. 왜일까요? 음낭에 위치한 고환은 열에 약하므로 열이 축적되는 것을 방지하기 위해서 피부가 얇게 형성되었습니다.

소화관에도 상피가 존재하는데, 입에서 식도까지, 그리고 항문이 편평상피입니다. 거친 음식 혹은 대변이 통과하는 곳은 편평상피로 덮여 있다고 보면 됩니다. 여성의 질과 자궁경부(자궁 입구) 일부도 편평상피입니다. 피부(표면부터 '각질층 → 과립층 → 유극층 → 기저층'으로 이루어져 있다)를 제외한 편평상피에는 각질층이나 과립층이 없습니다. 각질층은 때처럼 흘러나오는 세포층인데, 입안이나 식도에서도 때가 나오면 곤란하겠지요?

선상피는 겹겹이 쌓인 층상 구조를 형성하지 않고, 기본적으로 단층으로 배열되어 있습니다. 여러 세포가 마치 빨대처럼

편평상피

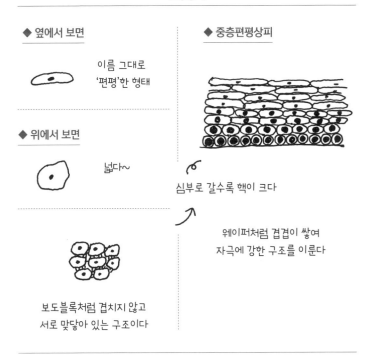

◆ 옆에서 보면

이름 그대로
'편평'한 형태

◆ 위에서 보면

넓다~

보도블록처럼 겹치지 않고
서로 맞닿아 있는 구조이다

◆ 중층편평상피

심부로 갈수록 핵이 크다

웨이퍼처럼 겹겹이 쌓여
자극에 강한 구조를 이룬다

배열된 구조를 형성하는 경우가 많습니다. 세포질에서 점액을
생산하여 분비하거나, 반대로 무언가를 흡수하는 기능을 수행
하고 있습니다.

　선상피는 다양한 기능을 수행하지만, 편평상피보다 자극에
민감하다는 단점이 있습니다. 소화관은 위에서 직장(항문 바로
위)까지 선상피가 이어져 있습니다.

선상피

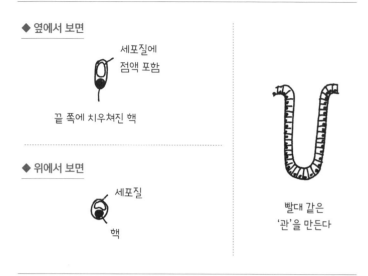

◆ 옆에서 보면

세포질에 점액 포함

끝 쪽에 치우쳐진 핵

◆ 위에서 보면

세포질

핵

빨대 같은 '관'을 만든다

음식물을 소화하고 흡수하는 역할을 담당하고 있기 때문에 그 기능을 수행하기에 적합한 선상피가 존재하는 것입니다. 선상피는 자궁내막, 간, 췌장, 폐, 갑상선, 유선 등 실로 다양한 부위에 존재하며, 상피 중에서 그 수가 가장 많습니다.

요로상피는 이름에서 유추할 수 있듯이 요로에 있는 상피이며, 이행상피라고도 불립니다. 편평상피와 선상피의 중간에 해당하는 특징을 가지고 있습니다.

요로상피

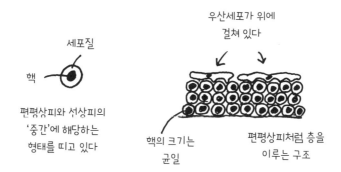

핵

세포질

편평상피와 선상피의
'중간'에 해당하는
형태를 띠고 있다

우산세포가 위에
걸쳐 있다

핵의 크기는
균일

편평상피처럼 층을
이루는 구조

신장에서 소변이 생성되는 기관(사구체, 세뇨관 등)은 선상피, 소변이 쌓이는 기관(신우, 요관, 방광)은 요로상피, 방광에서 소변을 몸 밖으로 배출하는 기관(요도)은 편평상피로 이루어져 있습니다.

기능을 수행하는 곳은 선상피, 외부와 접촉하는 곳은 편평상피, 이 둘을 연결하는 곳은 요로상피(이행상피)로 이루어져 있는 것이지요. 선상피에서 편평상피로의 점진적 전환이 이루어지는 곳은 요로와 기도 점막뿐입니다.

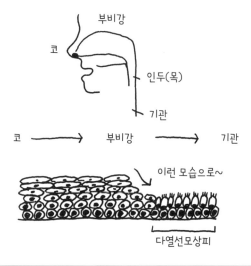

코 점막에서 피부와 가까운 부위는 편평상피지만, 기관지 쪽으로 들어가면서 다열선모상피(표면이 미세한 털로 덮여 있음)라는 선상피로의 점진적 전환이 이루어집니다.

그 외 다른 부위들은 점막의 특성이 명확하게 달라집니다. 예를 들어, 식도는 편평상피, 위는 선상피로, 이 둘 사이에는 이행상피가 없고 경계에서 상피의 성질이 뚜렷하게 나뉩니다. 이 경계 부위를 '위식도접합부'라고 합니다.

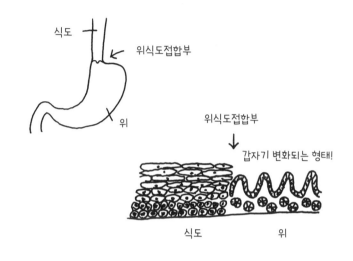

자궁도 입구 부근의 경부 일부는 편평상피이고, 경부 중간부터 선상피로 바뀝니다. 이 둘이 전환되는 지점을 편평상피 선상피 경계부라고 합니다.

점점 복잡해지는 질병명

편평상피, 선상피, 요로상피에서 암이 발생하면 각각 편평상피세포암, 선암, 요로상피암이 됩니다. 이러한 명칭을 '조직형'이라고 합니다.

여기에 분화도 판정까지 더해지면, 조직형이 더욱 세분됩니다. 예를 들어, 고분화형 편평상피세포암, 저분화형 선암 등으로 표현됩니다.

식도의 상피는 편평상피로 이루어져 있어서 편평상피세포암이 높은 빈도로 발생합니다. 병태가 원래의 상피에 가까우면 고분화, 멀어지면 저분화되었다고 봅니다. 이처럼 조직형은 상피의 원래 형태에 분화도를 붙여서 결정하는 경우가 많습니다.

한편, 암세포의 외형적 특성에 따라 결정되는 조직형도 있습니다. 이 때문에 의대생이나 병리과 전문의들은 질병명을 일일이 기억하느라 어려움을 겪습니다. 예를 들면, 세포가 작아서 소세포암, 점액이 과도하게 생산되어서 점액암 등 외형을 설명하는 다양한 조직형이 있습니다. 이 또한 각각의 암 부분에서 소개하겠습니다.

다양한 암의 '조직형'

◆ 편평상피암

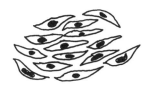

역시 편평하다

◆ 선암

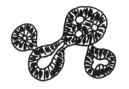

선관을 만들고 있는 것처럼
보인다

◆ 소세포암

핵만 눈에 띄는 암세포

◆ 요로상피암

세포 각각에 선암이 전체적으로
배열되어 있어서 편평상피암과
닮아 보인다

◆ 점액암

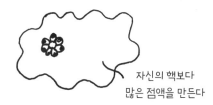

자신의 핵보다
많은 점액을 만든다

도감 1
대장암

대장에서 발생하는 대표적인 암을 살펴보자

드디어 본격적으로 암에 대한 이야기를 시작하는 순간입니다. 먼저 병리과 전문의들의 진단과정을 모의 체험하면서 다양한 암에 관해 알아보는 시간을 가져봅시다. 첫 번째로 다룰 주제는 '대표적인 암'으로 꼽히는 대장암입니다.

대장암을 대표적인 암으로 뽑은 이유는 다른 암과 비교했을 때, 암다운 '강한 이형성'을 가지고 있기 때문입니다. '미니 병리학 강의 0 세포의 형태'에서 배운 '이형', 기억나시지요?

대장벽의 단면도

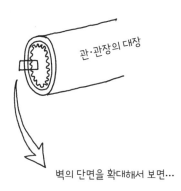

관·관장의 대장

벽의 단면을 확대해서 보면…

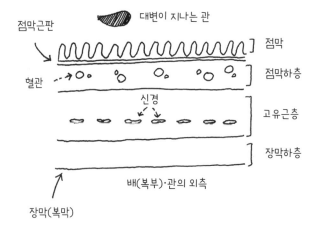

점막근판

대변이 지나는 관

혈관

점막

점막하층

신경

고유근층

장막하층

배(복부)·관의 외측

장막(복막)

대장암은 병리 진단 경험이 거의 없는 연수의도 진단할 수 있습니다. 2가지 이유가 있는데, 하나는 강한 이형성을 가지고 있기 때문에 정상부와의 대비가 뚜렷합니다. 또 다른 하나는 진행 정도를 판단하기가 용이합니다.

대장벽은 단층과 같다

대장암은 대장의 선상피에서 발생하는 상피성 악성 종양입니다. 선상피는 대장관의 안쪽에 촘촘하게 붙어서 점막층을 형성합니다. 이 점막은 대변이 통과하는 대장의 내강과 접해 있습니다.

대장벽을 단면으로 보면, 대변이 통과하는 쪽을 기준으로 '점막 → 점막근판 → 점막하층, → 고유근층 → 장막하층 → 장막' 순으로 층상 구조를 이루고 있습니다.

점막의 선상피는 규칙적이고 단단하게 결합하여 빨대 같은 관을 형성합니다. 이 관을 '선관'이라고 하며 선상피로 이루어진 관이라는 뜻입니다. 선관의 최하부를 '음와'라고 하는데, 이곳에서 새로운 선상피가 끊임없이 탄생하면서, 조금씩 위로 이동하다가 표면에 도달하면 떨어져 나가는 턴오버 turn over 를 반복합니다. 정상 점막은 선관이 균일한 간격으로 줄지어 위로 곧게 뻗어 있습니다.

이러한 정상 구조를 잘 기억해 주세요.

점막의 확대도

◆ 단면도

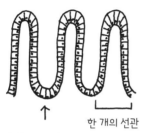

↑
움푹한 곳= 음와
새로운 세포가 생겨난다

한 개의 선관

◆ 대변이 지나는 쪽에서 본 그림

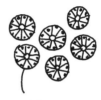

선관의
가로 둥근 단면

대장암은 반드시 점막내암으로부터

선상피가 점막에 존재하므로, 모는 암은 일단 섬막에 발생합니다. 즉, 모든 암은 최초에 '점막내암'의 단계를 거칩니다.

이 단계일 때 건강 검진에서 발견되었다면, 정말 운이 좋았다고 할 수 있습니다. 왜냐하면 환자가 증상을 거의 느낄 수 없었기 때문이지요.

혹시 '암보험' 상품설명서에서 '점막내암'이라는 용어를 본 적이 있으신가요? 일부 보험약관에서는 '점막내암 제외'라고

쓰여 있기도 합니다. 이는 '점막내암 단계에서 암이 발견되면 암 보험이 적용되지 않는다'는 단서를 두었다고 보면 됩니다.

점막내암의 상태는 가장 초기 단계의 암입니다. 완전히 절제할 수 있으면 거의 100% 완치 가능합니다. 게다가, 혈관이나 림프관으로 암세포가 침입하여 멀리 떨어진 림프절이나 다른 장기로 전이될 가능성이 거의 없습니다.

이러한 특성 때문에 점막내암을 전암성 병변, 즉 암 일보 전 상태라고 정의하는 관점도 있습니다. 그래서 암보험이 적용되지 않는다니, 조금 의아하다는 생각이 들기도 합니다.

대장암 병기 분류

암 진행 정도를 단계로 등급화한 것을 '암 병기 분류'라고 하며 Stage 0~Ⅳ기까지 있습니다. 아주 초조기암인 점막암은 Stage 0기입니다.

암이 위쪽으로 자라면 대변이 통과하는 길을 막고, 반대로 아래쪽으로 자라면 벽의 층상 구조를 파괴합니다. 암세포가 벽을 파괴하면서 증식하는 것을 '침윤'이라고 합니다. 암세포가 얼마나 깊이 침윤했는지에 따라서 병기가 달라집니다. 깊이 침윤할수록 혈관이나 림프관에 암세포가 침입할 위험이 높기 때문에 병기도 높습니다.

덧붙여, 암의 진행 속도는 개인 및 종양 차이에 따라 다릅니다.

또한, 분화도와 조직형, 그리고 나중에 설명할 유전자 이상에 따라서도 크기와 진행 속도가 달라집니다. 매우 빠른 속도로 진행되는 암이 있는가 하면, 매우 느리게 진행되는 암도 있습니다.

병기 분류 목록은 제가 그린 일러스트('대장암 병기 분류')를 보면, 병기가 진행되면서 암이 아래쪽으로 퍼지는 것을 확인할 수 있습니다.

Ⅲ기가 되면 림프절로 전이, Ⅳ기가 되면 다른 장기로 전이되거나 가장 깊은 층인 장막이 파열되면서 암세포가 복부로 퍼질 수 있습니다. 이것을 '복막파종(복막전이)'이라고 하는데, 일단 암이 여기까지 퍼지면, 수술로도 암을 완전히 제거할 수 없습니다.

다단계 발암 과정

대장암을 일으키는 2가시 요인이 있습니다.

하나는 유전자 자체에 이상이 발생한 경우(게놈genome 이상)입니다. 다른 하나는 유전자의 기능을 조절하고 손상을 복구하는 데 관여하는 분자에 이상이 생긴 경우(에피게놈 epigenome 이상)입니다.

여기서는 유전자 자체에서 이상이 발생한 경우에 한해서만 설명합니다(에피게놈 이상은 대장암 [상급편]에서 설명하겠습니다).

대장암의 병기 분류

◆ 정상

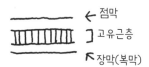

← 점막
] 고유근층
↖ 장막(복막)

◆ Stage 0기

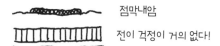

점막내암

전이 걱정이 거의 없다!

◆ Stage Ⅰ기

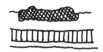

점막하층에 다다르게 스며들며,
내시경으로 치료 가능하다

고유근층에 들어가면 수술할 수밖에 없다

대장암의 병기 분류

◆ Stage Ⅱ기

↑ 뚫다

고유근층을 넘어
장막하층까지 침투

한 개의 장막(복막)을 뚫고
장관 외부에 모습을 노출한다

◆ Stage Ⅲ기

암의 침윤 정도를 떠나
림프절로의 전이가 있다

– 림프절

장관에서 떨어진 림프절로
전이될수록 진행은 계속된다

◆ Stage Ⅳ기

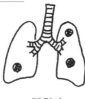 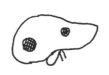

폐 전이　　　　간 전이　　　복막파종으로 덮힘

다른 장기에 전이되거나
복막파종이 된다

이미 오래전부터 다단계 발암이라고 알려진 대장암은 발생 메커니즘이 있습니다. 대장암은 전 단계의 병변이 존재합니다. 앞서, 점막내암을 전암 상태(암 일보 전)로 보는 방식도 있다고 말씀드렸는데, 그보다 더 앞선 단계가 있습니다.

다단계 발암이란, 정상 대장 점막에서 전구 질환인 선종(종양성 용종)성 양성 폴립부터 진행성 암으로 발전하는 발암 프로세스를 말합니다. 이를 '선종-암 관련 경로'라고도 하는데, 질병이 진행됨에 따라 다양한 유전자 이상이 이 경로에 관여합니다. 그리고 정상에서 선종으로 진행될 때, APC 유전자Adenomatous Polyposis Coli Gene (대장암 발병 초기에 관여하는 종양 억제 유전자) 변이, K-RAS 유전자Kirsten Rat Sarcoma Virus Gene (세포의 성장·성숙·죽음을 조절하는 세포 신호 전달 경로에 관여하는 유전자) 변이가 더해지면서 암으로 변할 때, p53 유전자 변이가 일어납니다.

증례에 따른 정도 차이가 있을 뿐, 유전자가 다양하게 관여하고 있습니다. 축적된 유전자 이상이 개별 환자의 암에 어느 정도의 '악영향'을 끼치는지에 대한 전모는 아직 밝혀지지 않았으며 관련 연구가 진행되고 있습니다.

암에 관여하는 유전자 이상에는 세포 증식을 촉진하는 가속 기능이 계속 켜진 상태로 진행되는 경우와 세포 증식을 억제하는 감속 기능이 망가져 버린 경우가 있습니다.

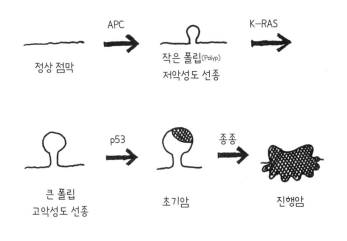

APC

정상 점막

작은 폴립(Polyp)
저악성도 선종

K-RAS

큰 폴립
고악성도 선종

p53

초기암

종종

진행암

암으로 진행된 세포는 다양한 유전자 이상이 축적되어 있기 때문에, 감속 페달이 망가졌음에도 가속 페달을 계속 밟고 있는 폭주 차량 같은 상태입니다.

일반 광학 현미경으로는 유전자 이상 여부를 상세히 관찰할 수가 없기 때문에, 병리과 전문의는 이형 정도를 관찰하면서 '아직 폴립(선종) 단계구나!', '아, 이미 암이 되었네…' 정도로 판단합니다.

대장 용종과 대장암

진단 이야기로 다시 돌아와서, 여러분의 이해를 돕고자 초년 병리과 연수의 신신을 등장시켜볼까 합니다. 판다처럼 귀여운 눈매의 소유자로 의사 면허를 취득한 지 3년 차입니다. 이제 막 병리과 연수를 시작했기 때문에 병리 진단 경험이 거의 없습니다.

신신은 오늘 2가지 케이스의 대장 종양을 진단할 예정입니다. 제가 그녀에게 2가지 케이스를 동시에 진단하라고 지시한 이유는 두 케이스의 이형 강도를 관찰하고 비교해 보기를 바라기 때문입니다.

"자, 다들 모이세요. 사인 아웃 시간입니다."

신신은 약간 자신 없는 모습으로, "선생님, 일단 진단했습니다만…"이라며 조직 표본을 가지고 왔습니다.

이 두 증례의 대장 종양은 모두 내시경으로 절제했습니다. 폴립 및 크기가 작은 초기 암은 내시경으로 확인하면서 병변부만 절제하는 것이 가능합니다.

절제 방법은 병변의 형상에 따라 다르지만, 기본적으로는 폴립의 기저부에 와이어를 걸어서 들어 올립니다. 내시경은 카메라 끝단 측면에 와이어가 연장되도록 설계되어 있으며 내시경 절제술과 호환됩니다('대장 종양 내시경 치료' 일러스트 참조).

2가지 케이스의 대장 종양

◆ 첫 번째 케이스

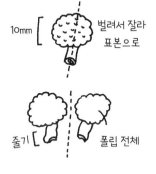

10mm 벌려서 잘라
표본으로

줄기 [폴립 전체

◆ 두 번째 케이스

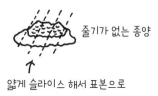

줄기가 없는 종양

얇게 슬라이스 해서 표본으로

이런 느낌의 단면

🙂 신신 선생, 첫 번째 케이스는 어떤 증례일까요?

🐼 네. S상결장에서 폴리펙토미 polypectomy (용종절제제술)된 10mm
크기의 폴립으로 줄기가 견고한 형태입니다.

🙂 맞아요, 마치 귀여운 버섯 모양이죠?
줄기 부분과 우산 같은 선관(선상피로 이루어진 관)의 모양이
다르다는 것을 알아차렸나요?

◆ 단면

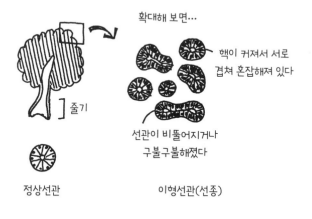

확대해 보면…

핵이 커져서 서로
겹쳐 혼잡해져 있다

선관이 비뚤어지거나
구불구불해졌다

줄기

정상선관   이형선관(선종)

😺 네, 정상 선관과 비교했을 때, 대부분의 폴립은 줄기 부분의
선관 형태가 불규칙합니다.

😊 그래요, 덥수룩하죠. 표면은 특히 융단 털처럼 되어 있어
요. 자, 확대해서 정상 줄기 부분의 선관과 비교해 봅시다.
항상 정상적인 구조와 비교하는 것이 중요합니다. 이형은
정상에서 벗어난 것을 의미하니까요.
비교해 보니 어떤가요?

🐼 정상 선관과 비교했을 때, 폴립의 선관은 밀도가 높고, 핵이 커지면서 서로 겹쳐 있습니다.

😊 맞아요. 핵이 커지고 있다는 것은 핵 이형이 발생하고 있다는 의미입니다. 그럼, 구조 이형은 어떤가요?

🐼 구조는 비교적 잘 갖추어져 있습니다. 선관의 절제단면이 원만하고, 이형성이 강하지는 않다고 생각합니다.

😊 그렇다면 신신 선생의 병리 진단은 무엇인가요?

🐼 암이 아닌 선종이라고 판단합니다.

😊 좋아요! 병리 진단을 선종으로 잘 판단했네요.
다만, 내시경 치료이므로 병변이 제대로 제거되었는지도 판단해 봅시다. 이 폴립은 줄기가 견고하고, 줄기 부분에 이형성 선관이 없는 것으로 보아 제대로 제거되었습니다. 병리 보고서에 '절제연 음성'으로 기재해 줘요.

🐼 알겠습니다.

😊 자, 두 번째 내시경 검체를 봅시다.

줄기가 없고 비교적 편평한 병변이므로 폴리펙토미(용종 절제술)가 아닌 EMR Endoscopic Mucosal Resection (내시경 점막 절제술)을 시행한 검체입니다. 병변의 크기는 첫 번째 검체와 같이 10mm 정도지만 모양이 상당히 다릅니다.

🐼 네. 결론부터 말씀드리면 암이라고 생각했습니다. 종양이 점막하층에 침윤되어 있기 때문입니다.

😊 예리하군요! 동의합니다.

첫 번째 폴립은 대변이 통과하는 위쪽으로 점막이 융기하는(볼록 솟아오르는) 형태의 병변이었죠. 그런데 두 번째 경우는 증식 방향이 반대로 일어났기 때문에 세포가 대장벽을 침범합니다.

점막과 점막하층을 나누고 있는 점막근판에 단절이 일어났고, 그 아래로 세포가 침윤하고 있어요.

세포가 점막에만 머물면 혈관이나 림프관으로 전이될 위험은 없지만, 점막근판을 거쳐 점막하층으로 들어가면 전이 가능성이 있습니다. 전이 가능성이 있는 종양은 바로 악성 종양입니다. 결국, 암인 셈이죠.

확대해서 이형의 정도를 확인해 봅시다.

◆ 단면

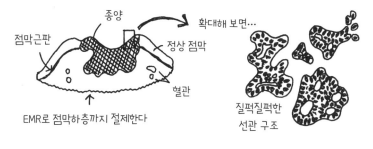

종양
점막근판
정상 점막
확대해 보면…
혈관
EMR로 점막하층까지 절제한다
질퍽질퍽한 선관 구조
이형선관(암)

＊EMR(Endosopic Mucosal Resection) : 내시경 점막 절제술

전혀 다르네요. 이전 선종에 비해 우선 구조 이형성이 훨씬 강하다고 생각합니다. 선관이 깨끗하지 않아요. 여러 개의 선강이 열려 있고 복잡한 구조를 보이고 있습니다. 핵 이형도 강합니다.

맞습니다. 선종일 때는 핵이 커졌어도 질서정연했지만, 암 세포의 핵은 크기가 제각각이고, 배열도 불규칙하죠.

🐼 암이 되면 모양이 점점 흉해지는군요. 정상적인 구조가 얼마나 아름다운지 알 수 있었습니다.

😊 정말 그래요. 앞으로도 이렇게 진단 요령을 익혀봅시다. 처음인데도 훌륭하게 진단했어요. 암에 걸렸어도 두 번째 케이스처럼 조기에 발견하면 내시경 치료가 가능합니다. 역시 조기 발견이 정말 중요하죠.

어떠셨나요? 이 사례를 통해서 병리과 전문의가 어떤 진단 프로세스를 거치는지 상상이 되시죠?

대장암 이야기는 그야말로 수백 페이지에 달하는 교과서가 있을 정도라서, 책 한 권 전체에 걸쳐 설명해드릴 수도 있지만, 우리는 여러 암을 다뤄야 하기에 이쯤에서 마칩니다.

그럼, 상급편으로 들어가 볼까요? 혹시 어렵게 느껴진다면, 건너뛰어도 괜찮습니다.

대장 종양 내시경 치료

◆ 폴리펙토미

(polypectomy)

◆ 내시경 점막 절제술

(EMR: Endosopic Mucosal Resection)

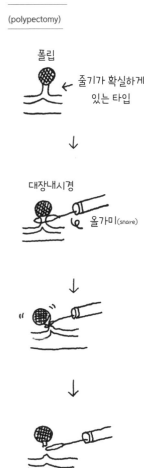

폴립

줄기가 확실하게
있는 타입

↓

대장내시경

올가미(snare)

↓

↓

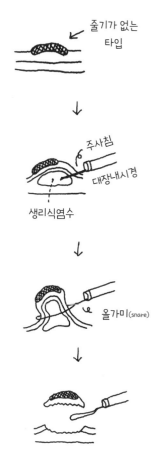

줄기가 없는
타입

↓

주사침

대장내시경

생리식염수

↓

올가미(snare)

↓

◆ 내시경 점막하층 박리술

(ESD: Endoscopic Submucosal Dissection)

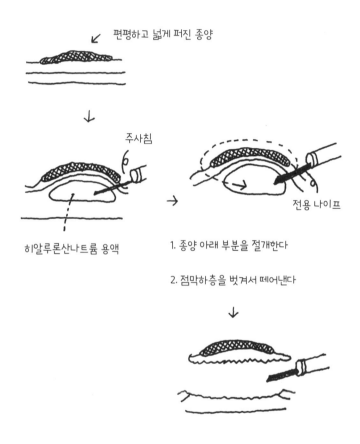

편평하고 넓게 퍼진 종양

↓

주사침

히알루론산나트륨 용액

전용 나이프

1. 종양 아래 부분을 절개한다

2. 점막하층을 벗겨서 떼어낸다

↓

[상급편] 에피게놈 이상과 린치증후군

앞서, 게놈 이상(유전자 자체에 이상이 발생한 경우)으로 인한 다
단계 발암을 설명할 때, 대장암의 또 다른 원인으로 에피게놈
epigenome 이상(유전자의 기능을 조절하고 손상을 복구하는 데 관여하는 분
자에 이상이 발생한 경우)이 있다고 언급만 하고 넘어갔었습니다.

에피게놈 이상이 주체가 되어 암화하는 경우가 있다는 것이
최근 연구를 통해 밝혀졌으며, 이를 '톱니모양 병변 경로'라고
부릅니다. 이 타입의 암에는 '마이크로 새틀라이트 불안정성'
이라는 특징이 있습니다.

유전자가 복제되는 과정에서는 복제 오류가 발생하기도 합
니다. 보통은 복구 단백질이 존재하기 때문에, 복제 오류가 발
생해도 항상 정상 기능으로 복구됩니다. 그런데 복구 단백질
이 제대로 작동하지 않는 경우, 오류가 축적되면서 점차 세포
증식 조절에 이상이 생기고, 세포가 암화하는 원인이 됩니다.

오류가 축적되면 유전자의 일부 길이에 변화가 발생하는데,
이것이 '마이크로 새틀라이트 불안정성'입니다. 이 유전자의
길이를 조사함으로써, 에피게놈 이상이 관여한 암인지 여부를
진단할 수 있게 되었습니다.

이것이 암의 전 단계인 '톱니모양 병변 경로'이며 점막이 톱니
처럼 들쑥날쑥한 성상을 보이는 양성 병변입니다. 이 단계를
거쳐서 발암하기 때문에 붙여진 이름입니다.

게놈 이상 축적으로 인한 다단계 발암 '선종-암 관련 가설'과 에피게놈 이상으로 인한 '톱니모양 병변 경로'는 임상적 특징도 다릅니다. 전자는 대장의 좌측(S상결장이나 직장)에서 주로 발생하고 생활습관병에서 기인합니다. 이에 반해, 후자는 대장의 우측(상행결장이나 횡행결장)에서 주로 발생하고 가족성 종양에서 기인하는 경우가 많습니다.

린치 증후군Lynch syndrome은 가장 발생 빈도가 높은 유전성 종양 증후군이며, 대장암 및 자궁암과 같은 다른 장기의 암 합병을 동반합니다. 이 증후군으로 인해 젊은 나이임에도 암에 걸리는 경우가 많습니다.

개정된 암스테르담 진단 기준에 따르면, 린치 증후군은 '대장암이나 자궁암 등이 가계 내에서 3명 이상 발병한다', '최소 1명은 50세 미만에 발병한다' 등 몇 가지 충족 기준이 있습니다. 이에 해당하는 가족력이 있는 사람은 린치 증후군이 있을 수 있으므로 적절한 검진을 잘 받아야 암으로 인한 사망을 예방할 수 있습니다.

린치 증후군 환자는 미스매치 복구 유전자에 변이가 있고 암세포에 마이크로 새틀라이트 불안정성이 있기에, 앞서 이야기한 바와 같이 검사를 통해 린치 증후군 여부를 진단할 수 있습니다.

도감 2

혈액암(급성 백혈병)

흘러 다니는 암세포?

이 시간에는 '암'이 아닌 악성 종양, 즉 '비'상피성 악성 종양, 2가지를 소개해보겠습니다.

첫 번째는 혈액 악성 종양입니다.

혈액과 혈관

혈액은 전신에 뻗어 있는 혈관 속을 흐릅니다. 심장에서 바로 뻗어 나온 대동맥은 지름이 약 2cm 정도입니다. 우리 몸 구석구석까지 산소를 공급하기 위해 가지를 치며 뻗어가다가 아주

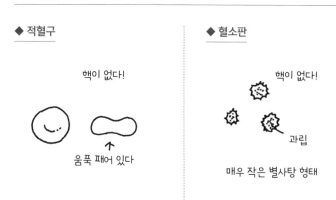

핵이 없는 세포

◆ 적혈구

핵이 없다!

움푹 패어 있다

◆ 혈소판

핵이 없다!

과립

매우 작은 별사탕 형태

가는 모세혈관 단계에 이르면 지름이 8~12μm 정도가 됩니다. 적혈구의 크기가 8μm 정도이니, 적혈구 하나가 겨우 지나갈 정도의 굵기라고 할 수 있습니다.

모세혈관이 모여서 정맥이 되고, 다시 심장으로 돌아오기까지의 혈관을 이으면 그 길이가 무려 10만km 정도라고 합니다. 지구를 두 바퀴 반이나 돌 정도의 길이라니 정말 대단합니다! 바로 마이크로 우주인 셈이지요!

혈관 속을 끊임없이 흐르는 혈액세포가 악성화하는 병의 이름이 무엇일까요? 일반적으로 혈액암으로 표기되는 경우도 있지만, 정식 명칭은 '백혈병'입니다.

하얀 피라니! 어째서 이런 무서운 이름이 붙은 것일까요?

혈액세포는 크게 3가지로 구분합니다. 적혈구, 백혈구. 혈소판입니다. 모두 뼛속에 있는 골수라는 기관에서 만들어지지만, 각자의 역할은 매우 다릅니다.

적혈구는 전신에 산소를 운반하고, 백혈구는 몸 안에 침입한 병원균과 싸우며, 혈소판은 출혈을 멈추게 합니다. 이 중에서 적혈구와 혈소판은 핵이 없는 세포입니다. 골수에서의 생산 공정이 끝나면 핵을 버리고 출고되는 것이지요.

적혈구는 중앙의 핵을 제거하여(탈핵) 가운데가 오목한 도넛 형태가 되고, 혈소판은 골수거핵구라는 모세포의 세포질 일부가 쪼개져서 생성되므로 핵이 없습니다.

반면, 백혈구는 핵을 가지고 있습니다. 백혈구는 여러 종류가 있으며 각기 다른 세포적 특징과 기능을 가지고 있습니다. 그중 '호중구, 호산구, 호염기구, 단핵구, 림프구' 5가지가 주를 이룹니다.

백혈병 세포는 어디에 있을까?

혈액세포에 관한 이야기는 책 한 권 분량으로도 모자라지만, 우리는 백혈병에 대해서만 본격적으로 이야기해 봅시다.

백혈병은 주로 백혈구가 암화한 악성 종양입니다. 그래서 '백'혈병이라고 부르는 것입니다.

백혈구의 종류

◆ 호중구

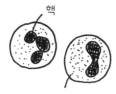

핵

세포질에 엷은 핑크색 과립이 있다

◆ 림프구

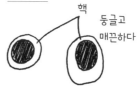

핵

둥글고 매끈하다

세포질에 과립이 거의 없는 것이 많다

◆ 호산구

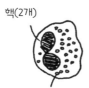

핵(2개)

입자가 큰 주황색 과립이 있다

◆ 호염기구

핵

과립에 묻혀 있어서 보기 힘들다

입자가 큰 보라색 과립이 있다

◆ 단핵구

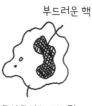

부드러운 핵

폭신폭신한 세포질

◆ 다핵거세포

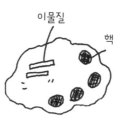

이물질

핵

◆ 대식세포

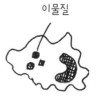

이물질

혈액 속에서 흐르고 있던 '단핵구'가 이물질을 감지하면 혈관 밖으로 나와 청소세포가 되고, 대식세포 등으로 이름이 바뀐다

탐식한 이물질의 크기만큼 성장한다 이때 상황에 맞춰서 자유롭게 형태를 변형시킬 수 있다 다핵 거세포는 내식세포가 합체한 것이다

초기에는 백혈병 세포가 골수 안에 있습니다. 골수 속에서 점점 더 무질서하게 증식하다가 결국에는 골수의 장벽을 넘어 말초 혈액 속으로 흘러 들어갑니다.

골수에서 백혈병 세포가 대량으로 증식하면 어떻게 될까요? 미니 병리학 강의 4에서 '분화'에 대해 다뤘었죠?

골수 안에는 모든 혈액세포를 만들어낼 수 있는 능력을 지닌 조혈모세포가 존재하는데, 이 세포로부터 혈액을 구성하는 세포에 해당하는 적혈구, 백혈구, 혈소판이 분화되어 만들어집니다. 성숙해지는 것이지요.

그런데 백혈병 세포는 미성숙 세포, 즉 성숙이 멈춘 세포입니다. 백혈병 세포의 증식은 다른 정상 세포의 성숙을 방해합니다. 이를 조혈 장애라고 하며, 정상 세포의 생성을 방해합니다. 백혈병 초기 단계에서는 조혈 장애로 인한 증상이 먼저 나타납니다.

적혈구 생성이 부속하면 빈혈이 생기고, 백혈구가 감소하면 병원균에 감염되기 쉬우며, 혈소판이 생산되지 않으면 출혈이 빈번하게 발생합니다.

혈소판이 감소하면 잇몸 출혈, 멍 등의 증상이 즉시 나타납니다. 안저출혈(망막출혈)이나 뇌출혈을 일으켜 생명을 위협할 수도 있습니다.

백혈구(호중구)의 성숙 과정

◆ 골수

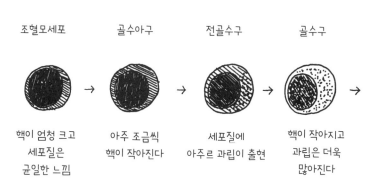

조혈모세포	골수아구	전골수구	골수구
핵이 엄청 크고 세포질은 균일한 느낌	아주 조금씩 핵이 작아진다	세포질에 아주르 과립이 출현	핵이 작아지고 과립은 더욱 많아진다

백혈병이 진행되면, 백혈병 세포가 말초혈액으로 쏟아져 나오기 때문에 채혈한 혈액 속에서도 백혈병 세포를 확인할 수 있습니다.

덧붙여, 백혈병 세포는 증식 속도가 매우 빨라서 며칠 만에 급속도로 진행되는 경우도 드물지 않습니다. 일반적으로 암은 고령자에게서 많이 발생하지만, 백혈병은 어린아이부터 노인에 이르기까지 다양한 연령대에서 갑작스럽게 발병하는 것이 특징입니다.

백혈구(호중구)의 성숙 과정

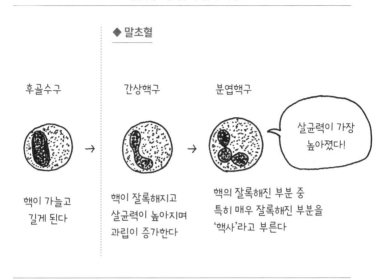

◆ 말초혈

후골수구 | 간상핵구 | 분엽핵구

살균력이 가장 높아졌다!

핵이 가늘고 길게 된다

핵이 잘록해지고 살균력이 높아지며 과립이 증가한다

핵의 잘록해진 부분 중 특히 매우 잘록해진 부분을 '핵사'라고 부른다

급성 혹은 만성

백혈병은 급성과 만성으로 나뉩니다. 앞장의 실명은 '급성 백혈병'에 해당합니다.

그럼, 급성 백혈병과 만성 백혈병의 차이는 무엇일까요?

급성 백혈병은 미성숙 단계의 세포가 더 이상 성숙하지 못하고 무질서하게 증식하는 상태가 됩니다. 백혈구 중 호중구는 '골수아구 → 전골수구 → 골수구 → 후골수구 → 간상핵구 → 분엽핵구'의 단계를 거쳐 성숙합니다.

분엽핵구는 가장 성숙한 상태이며 수명은 대체로 24시간 내외로 알려져 있습니다. 후골수구까지는 골수에 머물러 있다가 간상핵구가 된 단계에서 말초혈액으로 방출됩니다.

급성 백혈병에 걸리면 골수아구와 전골수구 단계에서 성숙이 멈추고, 더 이상의 분화가 불가능해집니다. 그러면 골수에서 비정상 골수아구와 전골수구가 잇따라 증가합니다.

만성 백혈병은 골수성과 림프성으로 나뉩니다. 만성 림프성 백혈병은 특수 질환이므로 이 책에서는 만성 골수성 백혈병에 대해서만 다루고자 합니다.

만성 골수성 백혈병은 골수 증식성 질환으로 분화와 성숙의 기능은 유지되지만, 증식이 멈추지 않는 병태입니다. 조혈모세포 단계에서 이상이 발생합니다. 특히, 초기에는 분화와 성숙에 문제가 없으나, 혈구가 지나치게 많이 생성됩니다. 일반적으로 말초혈액에서 백혈구는 약 4,000-9,000개/μL 정도지만, 수십만 개까지도 증가할 수 있습니다.

세포가 너무 많으면 혈관이 막히는 등 다양한 문제를 일으킬 수 있습니다. 만약 그대로 방치하면, 분화와 성숙에도 이상이 생기고 결국 급성으로 바뀌게 됩니다. 이는 급성 백혈병과 같은 상태가 되는 것으로, 이 단계에 이르면 치료가 매우 어려워집니다.

급성 백혈병과 만성(골수성) 백혈병의 차이

◆ 급성 백혈병

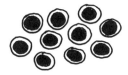

성숙하지 않은
이상한 아구만 늘어난다

◆ 만성 골수성 백혈병

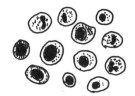

세포 각각의 성숙 단계 세포가
일관성 없이 늘어난다

   만성 골수성 백혈병은 필라델피아^{Ph: Philadelphia chromosome} 염색체
라는 비정상적인 염색체를 유발하는 유전자 이상이 원인이라
고 알려져 있습니다. 그런데, 왜 이런 유전자 이상이 발생하는
지에 대해서는 밝혀지지 않았습니다.

   만성 골수성 백혈병뿐만 아니라, 여러 암을 유발하는 유전자
이상이 발견되었지만, 그것이 왜 발생하는지에 관해서는 대부
분의 암에서 아직 밝혀지지 않았습니다. 세포 노화로 인해 유
전자 오류가 축적된다고 알려져 있지만, 그 기전이 명확히 밝
혀지지 않았기 때문에, 사실 근본적으로 암을 예방하기는 어
려운 실정입니다. 그렇기 때문에 조기 발견이 매우 중요합니다.

필라델피아 염색체가 티로신 키나아제tyrosine kinase 라는 효소를 비정상적으로 활성화하면 세포가 크게 증식합니다. 현재 이 효소의 작용을 특이적으로 억제하는 분자표적치료제가 속속 개발되고 있습니다.

그 선봉에서 만성 골수성 백혈병 치료를 크게 진보시킨 것이 이매티닙Imatinib (제품명: 글리벡Glivec)이라는 약입니다. 초기 단계에 복용했을 때, 만성 골수성 백혈병 환자들의 예후가 현저하게 개선되었습니다. 현재는 이매티닙에 이어서 다양한 분자표적 치료제가 등장하고 있습니다.

정상 골수와 백혈병 진단

백혈병 검사는 어떻게 진행될까요?

골수 상태를 직접 관찰하는 것이 백혈병을 포함해 혈액 질환을 검사하는 가장 좋은 방법입니다. 골수 검체는 고관절에 바늘을 삽입하여 골수액을 흡인한 후, 슬라이드 글라스에 직접 도포하여 '골수상 표본'을 제작합니다. 그 외, 유전자 및 염색체 검사용으로도 골수액을 채취합니다.

현재의 혈액 질환 진단은 골수상 표본으로 세포의 형태를 관찰한 후, 유전자 및 염색체 검사 결과와 대조해 최종 진단을 내리는 흐름으로 이루어지고 있습니다.

골수 안에는 적혈구, 백혈구, 혈소판 3가지 세포 각각의 성숙 단계 세포가 많이 포함되어 있습니다. 골수 검사에서 500개의 세포를 '이것은 이 세포', '저것은 저 세포'로 각각 분류한 후, 그 수를 셉니다. 혈액 검사를 담당하는 임상병리사를 포함해, 여러 사람의 계수 결과로 평균값을 내어 진단합니다. 세포가 세 종류라 할지라도, 성숙 단계에 따라 각기 다른 세포로 계산하면(앞서 예로 들었던 호중구는 7개의 성숙 단계가 있다), 대략 20종의 세포로 분류됩니다.

조혈모세포는 슬라이드 글라스 상에서 발견하기가 극히 어려울 정도로 희귀하며, 관찰할 수 있는 가장 미성숙한 세포는 아구입니다. 정상적으로는 전체의 2% 정도를 차지하고 있지만, 급성 백혈병 혹은 그에 근접한 상태가 되면 아구의 수가 증가합니다. 아구가 20% 이상을 차지하면, 급성 백혈병으로 진단하는 기준이 됩니다.

골수는 연령에 따라 세포 밀도가 다릅니다.

갓 태어난 신생아의 골수는 세포로 가득 차 있으며 세포 밀도가 거의 100%에 가깝습니다. 반면, 80세가량의 고령자는 건강 상태가 아무리 좋아도 세포 밀도가 약 30% 정도입니다. 그 외는 지방세포로 치환됩니다. 그렇기 때문에 진단 시 연령을 고려하는 것이 중요합니다.

골수의 밀도와 연령

◆ 갓 태어난 신생아   ◆ 성인   ◆ 80세 정도의 고령자

세포가
가득 차 있는 골수

50~60% 정도
차 있는 골수

30% 정도
골수도 말라간다~

일반적으로 급성 백혈병의 경우는 세포 수가 현저하게 증가하며 그 대부분이 아구가 됩니다. 한편, 세포의 대부분이 사라지고 지방세포만 있는 골수를 '지방수'라고도 하는데, 이처럼 세포가 만들어지지 못하게 되는 질환을 재생불량성 빈혈이라고 합니다.

급성 백혈병은 크게 급성 골수성 백혈병과 급성 림프성 백혈병으로 분류되며, 여기서 여러 종류의 급성 백혈병으로 세분화됩니다. 형태와 유전자 이상이 다른, 실로 많은 종류의 백혈병이 있으며, 각각의 치료 방법과 예후도 다릅니다.

급성 전골수구성 백혈병

특이한 유형의 급성 골수성 백혈병 중에 '급성 전골수구성 백혈병(APL)'이 있습니다.

호중구의 성숙('백혈구의 성숙 과정' 일러스트 참조)이 전골수구 단계에서 멈추고 비정상적인 전골수구가 증식하는 유형의 백혈병입니다. 전골수구 세포질의 아주르 과립azurophil granule 이 변성되어 바늘처럼 결정화된 아우어 소체Auer body 를 볼 수 있다는 것이 특징입니다. 특히, 다수의 다발형 아우어 소체가 있는 종양세포를 '장작세포faggot cell'라고 하는데, 급성 전골수구성 백혈병의 주요 특징입니다.

급성 전골수구성 백혈병은 '파종성 혈관 내 응고(DIC)'라는 병태를 동반하며 치료가 늦어지면, 치명적인 뇌출혈이 발생할 가능성이 있어서 최대한 빨리 치료를 시작해야 합니다.

이 백혈병만 유일하게 일반 항암제 대신 비타민A 유도체를 이용한 분화유도요법으로 치료합니다. 전골수구 단계에서 성숙이 멈춘 암세포를 어떻게든 성숙시키는 방식의 독특한 치료법입니다.

'파종성 혈관 내 응고 증후군'은 여러 질환에 의해 발생하는데, 혈관 속에서 혈액이 응고되거나, 반대로 출혈이 쉽게 일어나는 등 혈액 응고 기능에 현저히 상호대립되는 이상이 나타나는 병태입니다. 모세혈관 수준의 미세 혈관에 혈전이 많이

APL세포의 구성(급성 전골수의 구성)

◆ 정상적인 전골수구

핵

비교적 둥글다

아주르 과립
아주 작은 적자색의 알맹이

◆ APL 세포

*APL : Acute Promyelocytic Leukemia 급성 전골수성 백혈병

이상이 있는 전골수구

핵이 찌그러져 있는
경우도 있다

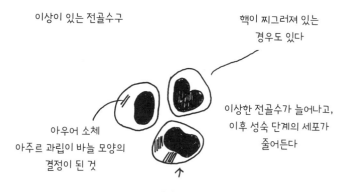

이상한 전골수가 늘어나고,
이후 성숙 단계의 세포가
줄어든다

아우어 소체
아주르 과립이 바늘 모양의
결정이 된 것

장작세포
아우어 소체가 다발처럼 되어
다수의 세포질에 포함된 세포 형태

104

생기는데, 이에 대응해 혈전을 용해시키는 메커니즘인 선용계가 항진하여 출혈이 멈추지 않게 되는 등 양극단의 상태가 전신 혈관에서 과도하게 일어납니다.

급성 전골수구성 백혈병은 이러한 파종성 혈관 내 응고를 높은 빈도로 일으키기 쉽습니다. 또한, 급성 전골수구성 백혈병이 원인인 파종성 혈관 내 응고는 혈전이 생기는 타입보다 출혈이 일어나기 쉬운 타입이 되어 뇌출혈과 같은 생명을 위협하는 중증 출혈을 초래하기 쉽습니다.

과거에는 급성 전골수구성 백혈병은 치료가 어려운 백혈병 중 하나였으나, 분화유도요법이라는 획기적인 치료법이 등장하면서 치료가 용이해졌습니다.

급성 림프구성 백혈병

급성 림프구성 백혈병(ALL)에 대해서도 알아봅시다.

급성 전골수구성 백혈병과는 세포 형태가 상당히 다릅니다. 이름에서 유추할 수 있듯이, 백혈병 세포의 형태가 림프구와 유사합니다. 매끈하면서 비교적 둥근 핵을 가진 세포들이 단조롭게 증가합니다. 세포질에 비해 핵이 상당히 크고, 세포질에서 과립이 전혀 보이지 않는 것도 특징입니다.

백혈구 중 하나인 림프구가 암화하면, '○○ 림프구성 백혈병'과 '○○ 림프종'으로 구분합니다.

급성 림프구성 백혈병의 세포 형태

◆ 정상적인 림프구

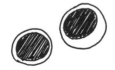

◆ 급성 림프구성 백혈병(ALL)의 종양세포

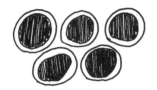

정상과 그다지 차이가 없는 형태
골수의 가운데가 이 세포로만 꽉 찬 상태
(상상해 주세요)

◆ 성인 T세포성 백혈병(ATL)의 종양세포

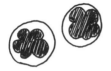

flower cell이라고 명명할 정도로
꽃잎과 유사한 형태의 핵이 특징

'림프구성 백혈병'과 '림프종', 어째서 이름이 다른 걸까요?

이 차이는 종양세포가 주로 어디에 위치하느냐에 달려있습니다. 종양화된 림프구가 골수 혹은 말초혈액에 있으면, 즉 종양세포가 흐르고 있는 상태인 경우를 백혈병이라고 합니다. 한편, 종양화한 림프구가 림프절 등에 머문 채로 덩어리를 이루며 증가하고 있는 경우를 림프종이라고 합니다.

림프구는 크게 B림프구와 T림프구로 나뉘는데, 둘 다 가장 미숙할 때는 골수에 존재합니다. 어느 정도 성숙한 후, B림프구는 전신에 분포된 림프절로 이동하고, T림프구는 흉선이라는 기관으로 이동하여 성숙합니다. 어떤 성숙 단계에서 종양화하느냐에 따라서 말초혈액으로 흐르는 경향이 있는 종양세포와 림프절에 머물며 증식하는 경향이 있는 종양세포로 나뉩니다.

흐르는 종양은 급성 림프구성 백혈병 외에도, HTLV-1 바이러스에 의해 발생하는 성인 T세포성 백혈병(ATL)이 있습니다. 림프절에 머무는 종양은 미만성 거대 B세포 림프종, 여포성 림프종 등 여러 가지가 있습니다. 그런데 림프절에 머물러 있던 종양세포가 진행하여 간혹 말초혈액으로 흘러 들어가는 경우가 있는데, 이를 '림프종 백혈병'이라고 합니다.

만성 골수성 백혈병

마지막으로 만성 골수성 백혈병을 소개하고자 합니다.

급성과 마찬가지로 골수 속이 세포로 가득 차 있지만, 급성 백혈병과 다른 점은 미숙한 세포가 증가할 뿐만 아니라, 각 성숙 단계의 세포도 존재한다는 것입니다.

특히, 백혈구의 증가가 매우 두드러지며, 혈소판의 모세포인 골수 거핵구도 증가하는 경우가 많습니다. 또한 호산구와 호염기구가 증가하는 것도 특징입니다.

앞서 소개한 이매티닙이라는 분자표적치료제를 사용하면 세포의 과도한 증식이 억제되어 세포의 수를 단번에 줄일 수 있습니다.

도감 3
뇌암(악성 교종)

원발성 혹은 전이성

'비'상피성 악성 종양인 뇌암에 대해서 알아봅시다.

뇌종양은 뇌세포 혹은 뇌를 눌러싸고 있는 막에서 발생하는 종양인데, 그중 악성 뇌종양을 '뇌암'이라고 합니다.

뇌는 우리 몸의 사령탑입니다. 뇌의 각 부분에는 운동, 감각, 인지, 생명 유지 기능을 관장하는 중요한 신경이 존재합니다. 뇌는 부드럽고 섬세한 장기이기 때문에 단단한 두개골로 덮여 있습니다.

뇌에 종양이 발생하면 두 가지 이유로 증상이 나타납니다.

하나는 종양이 있는 부위의 뇌신경이 손상되어 생기는 증상이고, 다른 하나는 종양이 자라면서 두개내압이 상승하여 발생하는 증상입니다.

뇌종양은 뇌의 어느 부위에서나 발생할 수 있으며 위치에 따라 증상이 다릅니다. 운동 신경 마비나 의식 장애처럼 비교적 이상을 감지하기 쉬운 증상도 있지만, 어지러움, 건망증, 성격 변화 등 알아채기 어려운 증상도 있습니다.

종양이 커지면 뇌부종이 발생할 수 있으며 때에 따라서는 뇌 전체가 부을 수도 있습니다. 두개강내에서 뇌가 부으면 뇌 자체에 강한 압력이 가해지므로 매우 위험합니다.

처음에는 두통이나 메스꺼움 등의 증상이 나타나다가 서서히 의식 장애로 진행됩니다. 두개내압은 정상인도 어느 정도 변동이 있고, 야간 수면 중에 살짝 높아집니다. 하지만 두개내압 항진(상승)으로 인한 두통은 자고 일어났을 때, 가장 강한 경향이 있습니다. 어깨 결림으로 인해 발생하는 근육긴장성 두통과는 발생 시간대가 다르므로, 이러한 징후가 나타나면 빠른 시일 내에 전문의의 진찰을 받아야 합니다.

최근 뇌종양 연구는 유전자 수준에서 진행되고 있으며 WHO 분류도 개정되고 있습니다. 뇌종양에는 다양한 유형이 있습니다. 양성 종양 중에서는 뇌를 감싸고 있는 막(뇌수막)에서 발생하는 수막종의 발생 빈도가 가장 높으며, 악성 종양 중

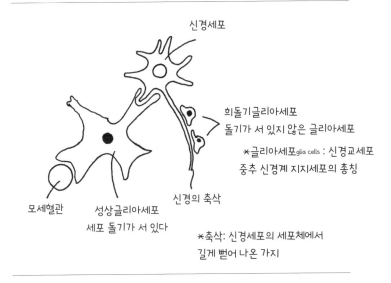

신경세포

희돌기글리아세포
돌기가 서 있지 않은 글리아세포

＊글리아세포glia cells : 신경교세포
중추 신경계 지지세포의 총칭

모세혈관　　성상글리아세포　　신경의 축삭
　　　　　세포 돌기가 서 있다

＊축삭: 신경세포의 세포체에서
길게 뻗어 나온 가지

에서는 악성 교종의 발생 빈도가 가장 높습니다. 이 책에서는
악성 교종에 대해서 다루고자 합니다.

어떤 세포가 암이 되는가?

　뇌는 주로 뇌신경세포와 글리아세포glia cells (신경교세포)로 구성
되어 있습니다. 글리아세포는 신경세포와 신경세포 사이를 채
워서 뇌의 버팀목으로 존재할 뿐만 아니라, 수분과 이온 등의
물질 수송을 비롯하여 신경세포를 보호하는 역할을 합니다.

글리아세포에도 몇 가지 종류가 있으나 세포질이 신경세포와 마찬가지로 뾰족한 것(성상글리아세포)과 신경세포의 축삭에 휘감기는 세포의 돌기가 눈에 띄지 않는 것(희돌기글리아세포)으로 크게 구분합니다. 교종은 글리아세포가 종양화한 것이며 이것이 악성화한 것을 악성 교종이라고 합니다.

뇌종양은 악성도 수준에 따라 Grade로 분류됩니다. 4단계 평가에서 Grade I 은 양성이고, Grade IV는 가장 악성도가 높은 종양이며, Grade III 이상을 악성이라고 칭하는 경우가 많습니다. 악성 교종인 Grade IV 종양은 교아종膠芽腫이라고 불리며, 예후 불량(치료 후 경과나 예후가 좋지 않은 것)인 악성 종양입니다.

원발암인가? 전이암인가?

뇌종양을 진단할 때 항상 염두에 두는 것이 있습니다. 바로, 원발성인지, 전이성인지입니다.

원발성 뇌종양은 앞서 설명한 바와 같이, 뇌의 세포나 뇌를 덮고 있는 막 등, 뇌를 구성하는 세포가 종양화한 것을 말합니다. 전이성 뇌종양은 다른 장기에서 발생한 악성 종양이 뇌로 전이된 것입니다. 특히, 폐암은 뇌로 전이될 가능성이 높은 편입니다.

이쯤에서 초년생 병리과 전문의들이 등장합니다.

카린과 나가세입니다. 두 명 모두 솔직하고 의욕적인 인재들입니다. 날개를 펼치기 시작한 두 사람을 보고 있자면 눈이 부실 지경이지요.

카린은 병리 진단 감각이 뛰어납니다. 감동할 때마다, 강아지처럼 두 눈을 반짝이는 귀여운 후배입니다.

나가세는 병리과 의국 최초의 남성 후배로 논리적이고 합리적인 사고방식의 소유자입니다. 제 상사인 마츠모토 박사를 제외하고, 여성 전문의로 가득한 병리과에 혜성처럼 등장하였지요.

아침에 카린이 전자차트를 보며 미간을 찌푸리고 있습니다. 아침마다 당일 진행될 수술 중에 신속 병리 진단이 예정되어 있는지를 포함하여 주요 일정을 확인합니다.

🐾 교수님, 오늘 뇌종양 수술이 진행되는데, 농결절편 검사가 예약되어 있습니다. 그런데 저는 뇌종양 진단 경험이 전혀 없어서 어려울 것 같아요….

🙂 카린 선생, 뇌종양 동결절편 검체를 상대할 때, 명심해야 할 3가지가 있어요.
환자의 연령, 영상 소견, 그리고 종양의 국부입니다.

아! 네!(역시 강아지 눈을 하고 있네요)

연령에 따라 이환되기 쉬운 뇌종양은 정해져 있어요. 동결절편 검사 전에, 뇌의 어느 부분에 생겼는지, 어떤 형태인지 등의 영상 소견을 확인하고 예습해 두면 좋아요. 그러면 어느 정도 질환을 특정할 수 있으니까요.

알겠습니다! 엇! 나가세 선생은 이미 전자차트로 확인하고 있어요. 역시 나가세 선생답네요.

환자는 70세 남성으로 3년 전에 폐암 수술을 받았습니다. 영상 소견으로는 교아종이나 전이성 뇌종양(폐암으로부터의 전이)이 의심됩니다. 사진상으로는 전두엽에 링 형태로 조영되는 종양이 있습니다. 학부 때, 교아종과 전이성 뇌종양은 영상으로 구별하기 어렵다고 배웠습니다.

그러네. 이 환자, 우리 병원에서 폐암 수술한 이력이 있는지 병리 진단을 확인해 봅시다. 암의 조직 형태와 암이 정맥에 침투했는지, 즉 뇌로 전이될 가능성이 있는 폐암인지를 알아보세요. 폐암은 모든 암 중에서 뇌로 전이될 가능성이 가장 높은 암입니다.

네!

3시간 후, 임상병리사인 아오키 선생님이 찾아왔습니다.
"뇌종양 신속 동결절편 검사 부탁합니다!"

그는 일본 전체에서 약 50명 정도밖에 안 되는 1급 임상병리사입니다. 병리 검사용 표본 제작에 대한 지식, 경험, 기술 모두 그야말로 최고입니다. 아오키 선생님은 몇 mm의 극히 작은 검체를 세심히 작업하여 훌륭하고 아름다운 동결 조직 표본을 제작해 주었습니다. 덕분에 병리 진단이 비교적 용이해집니다.

아무래도 폐암 전이는 아닌 것 같습니다. 폐암 전이의 경우는 폐암과 같은 형태의 암세포가 뇌에서도 발견됩니다. 전이 여부를 확인할 경우, 뇌종양뿐만 아니라 반드시 원발장기의 원발암 형태를 확인하고 비교하는 것이 매우 중요합니다.

이번 뇌종양은 환자의 폐암과 그 형태가 달랐습니다. 그럼, 뇌에 새롭게 생긴 종양인 교종을 의심해 볼 수 있습니다.

교종 진단 기준

교종을 진단할 때는 악성도가 얼마나 높은지를 정확히 진단해야 합니다. 여기서도 '이형'이 중요한 열쇠가 됩니다.

교종 진단은 4가지 진단 기준을 확인할 필요가 있습니다.

교종 진단 기준

◆ 정상 글리아세포	1. 핵 이형	2. 핵분열상

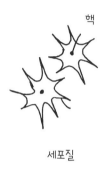

핵

세포질

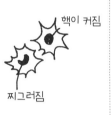

핵이 커짐

찌그러짐

형태가 제각각
= 많은 형태

염색체가 보인다

① 핵 이형성

② 핵분열상

③ 내피세포 종대(정상보다 커져서 비대한 상태) 혈관 증생

④ 괴사

　① 핵 이형성은 정상에서 얼마나 벗어나 있는지를 중점으로 본다고 했었지요? 정상에서 벗어날수록 이형이 강하고 악성도가 높아집니다.

교종 진단 기준

3. 내피세포가 부풀어진 혈관 증생

정상 혈관

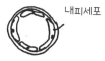

내피세포

종양 한가운데에 생긴 이상한 혈관

내강이 좁아짐

내피세포가 부어 있다

4. 괴사

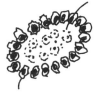

사멸한 종양세포의
산산조각 난 핵과 세포질

괴사한 부분을 둘러싸고 있는
살아있는 종양세포

② 핵분열상. 증식 속도가 빠르고 악성도가 높은 종양일수록 맹렬한 핵분열이 이루어지므로 현미경으로 쉽게 관찰할 수 있습니다.

③ 내피세포는 혈관 안쪽을 덮고 있는 세포입니다. 악성도가 높아지면 종양세포는 자신에게 영양분을 공급하는 비정상 혈관을 늘립니다. 비정상 혈관은 내피세포가 팽창되어 혈관 내강을 꽉 메우고 있는 듯한 형태를 띠고 있습니다.

④ 괴사의 경우, 악성 세포가 빨리 증식하고 쉽게 죽습니다.

뇌종양뿐만 아니라, 괴사가 눈에 띄는 종양은 일반적으로 악성인 경우가 많습니다.

4가지 진단 기준에서 ①과 ②는 필수 조건이며, ③이나 ④가 확인될 경우, 교아종으로 진단합니다.

아오키 선생님의 훌륭한 동결 표본을 관찰하니, 4가지 특성을 모두 충족하는 종양이었습니다. '악성 교종, 교아종 가능성 있음'으로 신속 병리 진단을 성공적으로 마쳤습니다.

검사가 종료되면, 동결 표본을 해동하고 포르말린으로 고정하여 영구표본으로 제작합니다. 포르말린으로 고정하면 동결 표본보다 훨씬 용이하게 세포를 관찰할 수 있는 훌륭한 슬라이드 글라스 표본이 만들어집니다. 이것으로 앞서 동결 표본으로 진행했던 신속 병리 진단이 타당했는지 재차 확인합니다.

다만, 한번 동결한 검체는 원시 상태에서 포르말린으로 고정한 재료에 비해 질이 떨어집니다. 동결하면 세포가 전체적으로 수축하고 원래 상태로 돌아갈 수 없기 때문입니다. 따라서 뇌외과 전문의가 신속 병리 진단용 종양 샘플과 함께 포르말린 고정 검체 및 유전자 검사용 샘플을 별도로 채취해 줍니다. 병리과 전문의는 이것으로 유전자 검사를 비롯해 상세한 종양 특성을 검토하는 추가 검사를 실시합니다.

뇌종양 병리 진단 추세

최근, 뇌종양의 유전자 이상에 관한 규명이 진행되는 추세입니다. 그래서 형태적인 진단과 더불어 유전자 검사 결과를 종합하여 진단하는 것이 필수입니다. 그러나 유전자 검사가 불가능한 시설에서는 잠정적인 병리 진단밖에 내릴 수 없는 상황이기도 합니다.

병리과 전문의가 부족한 상황을 고려할 때, 모든 병원이 똑같이 고가의 기기나 시약을 갖추고 유전자 검사를 시행하는 것은 무리가 있습니다. 최근에는 이러한 상황에 대응하도록 진단의 중앙 집중화가 진행되고 있습니다. 대학 본원이나 암센터 등의 큰 시설에 증례를 모아서 진단하는 흐름으로 나아가고 있는 것이지요.

확실히 진단의 정확도 관리와 연구 진행 측면에서도 편리한 면이 있습니다. 뇌종양은 다른 암에 비해 발병 건수가 많은 편은 아니지만, 병리 진단으로 유전자 이상도 고려해야 하므로 복잡하고 난해한 측면이 있습니다. 뇌종양 병리 진단에 정통한 병리과 전문의가 집중적으로 진단하면 진단의 정확도가 높아진다는 장점이 있겠지요.

뇌종양뿐만 아니라, 병리 진단 전반에서 유전자 검사의 도입이 서서히 진행되고 있지만, 모든 암 진단을 중앙 집중화하기 위해서는 극복해야 할 과제가 많습니다.

각 장기는 단독으로 기능하고 있지 않습니다. 좀 전에 진단의 정확도가 높아질 수 있다고 했지만, 다른 장기의 암 전이가 원인인 뇌종양의 경우도 있고, 뇌종양 진단에 특화된 병리과 전문의가 다른 증례에도 모두 뛰어난 병리 진단을 할 수 있다고 반드시 보장할 수 있는 것도 아닙니다.

결국, 모든 장기 질환의 병리 진단에 어느 정도 정통해야 할 필요성은 예나 지금이나, 그리고 앞으로도 다르지 않다고 생각합니다. 우리 병리과 전문의는 의료의 진보 속도를 매일 필사적으로 따라잡아야 합니다.

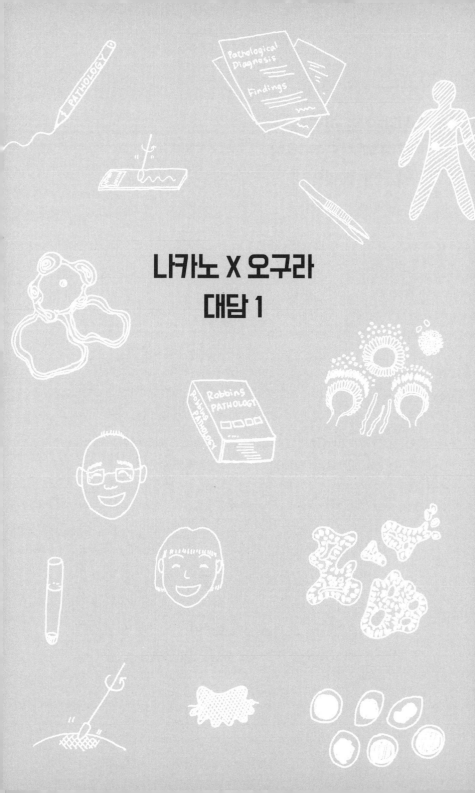

나카노 X 오구라
대담 1

설렘으로 시작해서
깊이 빠져드는 것이
연구와 취미이다

얼마 전, 교육 채널 프로그램에 오사카대학교 병리학 교수로 재직 중인 나카노 토오루 선생님과 함께 참여한 적이 있었습니다. 그는 저명한 병리학자이자 엄청난 독서가로, 일본 전문 서평 사이트 〈HONZ〉의 멤버로도 참여하고 있습니다.

예전부터 독특한 분이라고 생각하며 은근히 주목하고 있었는데, 실제로 만나보니 매우 '재미있는' 분이었습니다. 그래서 이번에 제가 일방적으로 대담을 신청했지요.

환자의 질병을 진단하는 병리과 전문의로 종사하는 저와는 달리, 나카노 교수는 생명과학 연구라는 외길 인생을 걷고 있습니다. 환자의 병리 진단은 하지 않고 오로지 연구에만 몰입하는 케이스이지요. 둘 다 병리학 전문의지만, 저는 병원 병리 검사실, 나카노 교수는 대학 연구실이 식상입니다.

전반부는 나카노 교수가 진행해 온 여러 연구 관련 이야기, 후반부는 의료에 도입되는 인공지능에 관한 다양한 이야기를 나눴습니다.

아무쪼록 편하게 즐겨 주세요.

어느 날, 갑자기 연구자로 전향하다

연구에 전념하시게 된 계기가 있었나요?

가만히 생각해 보니, 저도 모르게 발을 담그게 된 듯한 느낌이네요. 3년간은 내과의로 재직하고 있었는데, 저의 첫 스승께서 조수 자리가 비어 있으니 오지 않겠냐며 제안하셨습니다. 아주 작은 연구실이었는데, 왠지 좋은 선택 같다는 생각이 들었습니다. 역시나 다양한 이식실험을 해 볼 수 있었고, 고전적인 생물학을 제대로 배울 수 있었습니다. 그러다 1980년대가 저물 무렵, 분자생물학을 공부해야겠다고 결심했고 독일로 2년간 유학을 떠났습니다.

독일을 선택한 특별한 이유가 있었나요?

사실 미국을 비롯한 유학지 후보가 다수 있었어요. 다만, 관광하기에는 유럽이 더 좋을 것 같았습니다(웃음).

기본적으로 제가 그런 성격이거든요. 저는 항상 일뿐만 아니라 놀거리를 함께 생각합니다. 게다가 싫증을 잘 내고 게으른 편이라, 대체로 어떤 일을 결정할 때, 불순한 이유가 끼어듭니다. 하지만 매우 좋은 사람들을 만나, 함께 연구할 수 있어서 정말 즐거웠습니다.

귀국해서 혼조 다스쿠 박사1942.1.27~(2018년 미국의 제임스 앨리슨과 노벨 생리의학상 공동 수상) 연구실에 들어가셨죠? 참고로 혼조 다스쿠 박사가 PD-1 Programmed cell Death protein-1(세포예정사 단백질-1)을 발견했을 때가 1992년인데, 혹시 합류하신 시기와 겹치나요?

네, 딱 그 시기에요. 굉장히 엄격한 연구실이었습니다.
혼조 박사가 노벨상을 받았을 때 다양한 취재가 진행되었습니다. 제가 예전에 쓴 글을 본 어떤 기자가 전화를 걸어 그 글을 기사화해도 되냐고 묻더라고요? 그래서 어떤 글이었냐고 되물었죠. 그 내용은 '혼조 교수님이 너무 엄하셔서 제자들은 하루라도 빨리 그만두고 싶어 한다'는 것이었어요(웃음).
그래서 제가 "그런데, 이건 좀 아슬아슬하지 않을까요? 적당히 잘 써주세요."라고 부탁했더니, 마지막에 '그래도,

잘 가르쳐 주신 훌륭한 선생님이었습니다'라고 덧붙여 써 줬어요(웃음).

하하하. 대단한 연구실이네요. 그래도 그때의 경험이 지금의 선생님을 만들었다고 할 수 있겠죠?

확실히 그렇습니다. 그 시절의 고된 날들을 생각하면, 웬만큼 힘든 일은 대수롭지 않게 생각하게 되었으니까요.

정말 힘드셨나 보네요….

사실 어떻게 보면, 혼조 교수님은 엄하게 꾸짖는 타입은 아니었어요. 그저 연구실 분위기를 냉엄하게 만드셨을 뿐….

그게 그 말이잖아요(웃음).

그런가요(웃음). 그런데 정말로 많이 단련되었어요. 지금 돌이켜보면, 세상에 공헌해야 한다는 무언의 압박을 자발적으로 가하는 연구실이었죠. 결국, 그 경험 덕에 죽도록 해보지 않는 한 자신이 연구에 적합한지 아닌지, 깨달을 수 없다고 확신하게 되었습니다.

조금 극단적이긴 하지만, 선생님의 말씀에 박력이 있어서 그대로 받아들이게 되네요.

서랍은 많을수록 좋은 법이다

최근에 기초연구 육성에 대한 필요성이 높아지면서, 학부 시기부터 연구를 시작하라고 장려하더군요. 이에 대해서 어떻게 생각하시나요?

연구 분야에 매진하길 열망하는 학생에게는 어느 정도 기회가 될 수도 있겠지만, 너무 강하게 밀어붙이는 것은 좋지 않다고 봅니다. 연구는 굉장히 노동집약적이고 많은 시간이 소요됩니다. 게다가 의과대 학생 때 잠깐 연구하는 것이 적합한지 여부도 모르겠습니다. 지금 하는 연구와 5년, 10년 후에 해야 할 연구가 달라질 가능성도 크고요. 저는 연구 원리주의자에 가까운 편이라, 어중간하게 할 거면 차라리 다른 일을 하는 편이 낫다고 생각합니다.

연구가 얼마나 힘든지 알고 있으시기에 당연히 그렇게 생각하실 수 있겠네요. 저도 동의합니다.
학생 때부터 병리과 전문의를 희망했던 사람들에게 실제로 적성에도 맞는지 물으면 대부분은 그렇지 않더라고요.

의과대 학생 시기에는 좀 더 다양한 분야에 관심을 두고 경험해 보는 것이 중요할 것 같아요.

맞습니다. 처음부터 확고하게 자기 길을 정해 두는 것은 선택의 폭을 스스로 제한하는 것과 같다는 생각이 들어서 안타깝기도 합니다. 앞만 보고 달리면, 주변에 널려 있는 재미있는 것들이 눈에 들어오지 않으니까요.

젊을 때는 여행을 가고, 영화를 보고 책을 읽어도 질리지 않잖아요. 거기에 연애도 한몫하죠. 상대에게 상처를 주기도 하고 받기도 하면서 인간관계가 무엇인지 가장 잘 배울 수 있는 것이 연애죠.

맞아요! 그럼, 학생들에게 다양한 경험을 해보라고 권하시나요?

네. 그런데 시험은 엄격하게 하니까, 사실 학생들에게 미움받고 있습니다(웃음).

학생들이 "교수님, 저희에게 공부를 열심히 하라시면서 책도 읽고 영화도 보라고 하시잖아요. 제발 무리한 말씀은 말아 주세요."라고 대꾸하곤 합니다.

하지만 절대, 연구를 권하지는 않습니다.

그리고 우리 의대생들을 보니, 패턴 인식으로만 공부하는 경향이 있어요. 수험공부의 폐해라고 생각합니다. 공부하는 방법을 모르는 학생들이 너무 많아요. 앞으로 살아갈 긴 인생에서 그래도 괜찮을지 걱정됩니다.

시행착오를 꺼리기 때문 아닐까요? 공부의 효율에 우선하여 본질을 분별하는 능력이 약해진 것일지도 모릅니다. 옆길로 벗어나 보지 않으면 몸소 경험할 수 없는데 말이죠. 역시 호기심을 키워야 한다는 결론에 이르게 되네요.

호기심은 정말 중요합니다. 제가 싫증을 잘 내는 편이라 그렇게 생각하는지도 모르지만, 대체로 누구라도 한 가지 일만 계속하면 정도 차가 있을 뿐, 결국 싫증 나지 않을까요? 한 살이라도 젊을 때 다방면에 걸쳐 지식과 경험을 많이 축적하는 것이 중요합니다.

비유하자면 '서랍은 많을수록 좋은 법'이라고나 할까요? 호기심과 지식을 받아들일 마음의 공간이 많으면 많을수록 좋은 법이지요. 그래야 인생이 즐거우니까요.

이렇게 말하고 있는 저 역시, 아쉽게도 아직 서랍이 부족하고 비어있는 공간도 있습니다. 하지만 그런대로 나쁘진 않습니다.

제가 알기로는, 선생님은 서랍이 많으시던데요? 원하는 것을 채우는 기쁨을 누리며 사시는 것 같아요. 대단한 독서가에다가, 기다유부시(일본 전통음악, 한국의 판소리처럼 긴 옛날이야기 내용을 노래하거나 등장인물의 대사를 특유의 창법으로 노래하는 예술이다_출처: 국립국악원), 등산 등 다양한 취미를 즐기시잖아요.

기다유부시는 사상가이자 사적 스승인 우치다 다츠루 씨가 "대학교수라면 반드시 배워야 해!"라고 말했기 때문에 시작했습니다. 교수가 되고 나면, 아무래도 누군가에게 혼날 일이 거의 없잖아요? 그러다 기다유부시 스승인 토요타케 로타유우 씨의 진심어린 꾸중을 들으니, 상당히 신선하더군요!

그러네요! 저도 어릴 때 배웠던 클래식 발레를 다시 시작한 지 10년 정도 되었어요. 발레 레슨 시간은 매우 소중합니다. 몸도 단련되고, 좋은 음악을 들을 수 있고, 선생님도 예쁘시고요. 예쁘장한 선생님이 거의 가학적일 정도로 "동작이 이상해요!", "발레는 두뇌 계발이 아니라 예술이에요!"라며 딱 부러지게 말하면. 이상하게 설렙니다(웃음). 그건 그렇고, 기다유부시 발성은 건강에도 좋지요?

맞아요, 일상에서는 그렇게 순수한 소리를 낼 일이 없긴
하지요. 예전에는 대학원생들이 프리젠테이션 때, '머리가
하얘졌어요'라고 호소하면, 저는 "그럴 리가 있어? 변명
하지 마!"라며 무조건 화를 내곤 했어요.
그런데 저 역시, 기다유부시 발표회 시간이 되면, 그렇게
연습했음에도 머리가 하얘지더라고요. 요즘에는 "그래,
그럴 수 있어."라며 대학원생들을 이해해 주고 있습니다.
역시 사람은 배워야 합니다.

학생들에게 상냥해질 수 있겠네요.

연구에 맨 처음 발을 담글 때와 마찬가지로 기다유부시도
막연하게 시작했어요. 사실은 멋있게 색소폰을 연주해 보
고 싶다고 생각했거든요? 그런데, 제가 쉽게 질리는 타입
인데, 비싼 색소폰을 사놓고 바로 그만두면 아깝잖아요.
반면, 기다유부시는 별다른 도구 없이도 시작할 수 있는
장점이 있다고 생각했던 것 같아요. 교활하죠(웃음).
처음에는 문화 센터에서 기다유부시를 시작했는데, 재미
있더라고요. 그래서 개인 레슨도 받고 있습니다.
앞으로 10년 동안은, 의리로 만나는 만만한 지인들과의
모임보다 가능한 한 모르는 사람들이 많은 낯선 모임에

가기로 결심했습니다. 열 번 중에 여덟 번은 거의 별로예요. 차라리 가지 않느니만 못하죠. 하지만 남은 두 번이 중요합니다. 새로운 사람들을 만나서 의기투합할 수도 있고, 세계관도 더욱 확장할 수 있습니다.

조금 더 어릴 때부터 의식적으로 실천했다면, 아마도 제 인생은 지금과는 매우 달랐을 것입니다.

설레는 후성유전학(Epigenetics)

아까 말씀하신 바와 일맥상통하네요.

'호기심을 키우면 인생의 즐거움도 풍요로워진다'

그럼, 연구 이야기로 돌아가 볼까요? 혹독한 혼조 연구실에서 살아남은 후에 오사카대학교 교수가 되셨습니다. 후성유전학 연구는 언제부터 시작하셨습니까?

학창 시절부터 혈액세포에 관심이 있었기 때문에 연구를 계속해 왔습니다. 후성유전학 연구를 시작한 것은 교수가 되고 마흔이 넘은 후부터입니다.

처음부터 후성유전학에 관심이 있었던 것이 아니고, 생식세포 발생 연구를 시작하면서, 연구 대상으로 선택한 유전자 3개 중 2개가 우연히 후성유전학에 관련된 것이었어요. 분명 신의 뜻이 틀림없다고 생각합니다.

그래서 우연히 후성유전학 연구를 접하게 되었고, 최초로 애착을 갖게 되었습니다. 그리고 시기적절하게 잘 풀렸으니, 인간만사 새옹지마인 셈이죠.

그렇군요. 설레는 후성유전학에 빠지셨군요.
임상 현장에서 일하다 보면, 후성유전학은 총론을 배울 기회가 흔치 않은데, 치료와 진단에 관련된 각론들이 갑자기 훅 들어오는 느낌이에요. 그래서인지, 아직 후성유전학의 본질을 모르겠습니다.
일반인들도 '후성유전학이 뭐지?'라고 궁금해할 거 같은데요, 알기 쉽게 한마디로 정리하면 후성유전학은 무엇인가요?

후성유전학을 한마디로 정의하기는 어렵습니다만, '유전자에 가산된 정보' 정도로 말할 수 있겠네요. 지금으로서는 이것이 후성유전자에 대한 가장 쉬운 설명이라고 생각합니다. 사실, 후성유전학은 좀 어려워요.
후성유전학이 많은 질환과 관련되어 있음을 알고는 있지만, 정확히 어떤 식으로 관여하고 있는지를 밝히기 위해서는 아직 갈 길이 멀기 때문입니다. 오구라 선생님에게노 후성유전학보다 유전자 연구가 더 단순명쾌하겠죠?

그러네요. 유전자 이상은 종류가 많아서 머리가 혼란스럽지만, 기능을 생각하는 데 있어서는 심플하지요.

반면, 후성유전학은 외부에서의 유전자 기능 제어를 대상으로 하기 때문에 더욱 복잡하고 이해하기가 어렵습니다. 유전자 이상만으로 질병을 쉽게 규명할 수 있다고 생각하면 달콤하긴 합니다.

질병에 관해서는 후성유전학을 포함하여 유전자 외에도 다양한 원인이 있기 때문에, 앞으로는 질병을 둘러싼 환경적 요인을 고려한 연구가 진행되겠지요. 최근, 질병이 유전자 수준에서 매우 상세하게 밝혀졌고, 이를 바탕으로 한 병리 진단이 요구되고 있어요. 저는 18년 동안 병리과 전문의로 임해왔는데, 최근 5년 사이 갑자기 게놈 편집이 실제 임상 현장에 도래했음을 느낍니다.

약 40년 전 의과대학 교과서를 현재 교과서와 비교하는 책을 기획 중입니다. 집필도 힘들 것이고, 독자도 한정되어 있어 잘 팔릴 것 같지는 않지만요. 그러나 최근 30년 동안 의학은 대부분의 질환을 분자 수준에서 밝힐 수 있을 만큼 실로 놀라울 정도로 진보했습니다. 제가 막 의사가 되었을 때는 효과적인 약도 거의 없었죠. 스테로이드, 항생제, 일부 항암제로 정말 한정적이었습니다.

정말 훌륭한 기획이네요! 예전에 역사 연표 만들기 프로젝트에 참여하면서 의료·의학·생명공학에 관한 다양한 역사적 자료를 수집하기 위해 서적을 찾아봤지만, 최근 30년간의 의료 역사를 제대로 정리한 책은 거의 없었습니다. 게놈 편집을 주제로 한 신간도 많지 않았어요. 진보가 너무 빨라서 정리할 수 없는 것일까요?
어쨌든, 게놈 편집을 축으로 단숨에 연구가 가속화되었죠?

다만, 생명과학 연구가 최근 30년과 같은 속도로 계속 발전할 수 있을지는 의문입니다. 지난 30년 동안, 상당히 많은 것을 알게 된 만큼, 앞으로의 연구 방향은 매우 어려워질 것이라고 생각합니다. 신약 개발 비용이 꾸준히 증가하고 있고, 생식세포에 게놈 편집을 이용하면 그에 따른 윤리적 문제가 상당히 큽니다.

우생학으로 이어지는 이야기가 되는 거죠. 의료의 역사를 살펴보면, 지난 30년 동안 인간의 생사에 관한 정의도 크게 바뀌었다고 생각합니다. 저는 뇌사 판정에 두 번 입회한 경험이 있는데요. 그때 많은 생각을 하게 되었습니다. 말로 다 표현하기 어렵고, 다양한 사고방식이 존재하기 때문에 제 의견을 공식적으로 표방하기도 어렵지만요.

생사에 대한 정의도 그렇지만, 애초에 질병 자체를 정의하기가 어렵습니다. 도대체 인간이 병에 걸렸다고 정의할 수 있는 지점은 무엇일까요? 아픔을 자각하면 병에 걸린 것일까요? 그런데 꼭 그렇지도 않습니다. 만약 그렇다면, 자각할 수 없는 조기암은 병에 걸린 것이 아니게 되니까요. 결국, 의사가 아프다고 판단하면 병이라는 이야기가 되지요. 죽는 것도 의사가 판단하고 있으니까요. 그래도 정말 병인지, 살아 있는지 죽었는지 등을 엄밀하게 정의하기는 어려울 것 같습니다.

하긴 그러네요. 의료가 진보하면서 해명된 것들도 많고, 반대로 이해하기 힘든 것도 많아지는 것 같습니다. 게놈 편집뿐만 아니라, 이제 AI라는 기술이 의료를 크게 변화시킬 시대리고 생각합니다.

이 주제에 관해서는 다음 휴식 시간에 이어서 대화 나눠 보겠습니다. 나카노 선생님, 앞으로도 잘 부탁드립니다.

설렘과 빠짐을 이어가 봅시다(웃음).

도감 4
지방조직에 생기는 암(지방종과 지방육종)

응? 성격이 다르다고?

'지방암'이라는 말을 들으면 어떤 느낌이 드시나요?

"지방은 엉덩이나 배 주변에 주로 있잖아. 설마, 군살도 암에 걸린다는 거야?"라는 의문이 드는 분도 있을 것입니다.

맞습니다. 군살, 즉 지방세포도 암이 될 수 있습니다. 특히, 체내 깊은 곳에 있는 지방세포가 암이 되는 경우가 많습니다. 그런 이유로, 크기가 작으면 조기에 발견하기가 상당히 어렵습니다.

뱃속에 생긴 경우는 다른 질환을 검사하는 과정에서 우연히 발견되기도 하고, 종양이 상당히 자라서 다른 장기를 압박하면서 발생한 증상 때문에 알게 되는 경우가 많습니다. 팔이나 다리처럼 보이는 곳에 생기면 환자가 만져서 알아차릴 수도 있는데, 이렇게 표층에서 발생하면 양성일 때가 많습니다.

뼈, 연골, 근육, 지방, 신경, 혈관 등 비상피성 결합조직에서 발생한 종양을 육종이라고 부릅니다. 골육종이 비교적 많이 알려졌지만, 사실 지방육종이 가장 흔히 발생하는 유형입니다. 그래도, 상피성 악성 종양인 암에 비해서는 발생빈도가 드문 편입니다.

지방세포는 어디에?

지방세포는 피부와 근육 사이에 끼어 있는 피하 지방조직에 가장 많습니다. 그럼, 신체 깊숙한 곳에 있다는 지방세포는 어니에 있는 것일까요?

내장 지방, 많이 들어보셨지요? 내장 지방이 가장 두드러진 곳은 위장 아래에 매달려 있는 대망, 그리고 소장과 대장 사이에 위치한 장간막입니다.

대망은 지방세포를 저장하고 복강 내 염증이 광범위하게 퍼지지 않도록 막는 역할을 합니다. 장간막은 소장과 대장에 산소와 영양분을 운반하는 혈관과 림프관을 지방세포로 감싸서 보호하고 있습니다.

◆ 피하지방

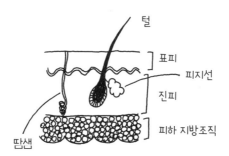

◆ 내장지방

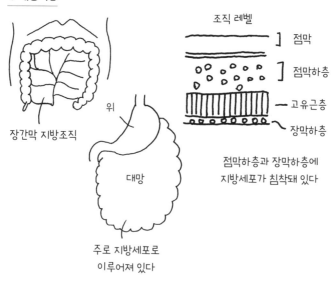

조직 레벨

] 점막

] 점막하층

— 고유근층

⌒ 장막하층

점막하층과 장막하층에
지방세포가 침착돼 있다

장간막 지방조직

위

대망

주로 지방세포로
이루어져 있다

지방종

◆ 외형

지방 덩어리

◆ 현미경으로 관찰해 보면

얼핏 보면, 그물코 형태

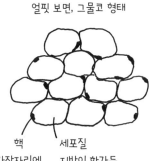

핵
가장자리에
쏠려 있다

세포질
지방이 한가득

대망이나 장간막 외에도 복벽(복막 주위를 둘러싸고 있으며 근육, 근막, 피부로 이루어짐)과 장기 내에도 지방세포가 존재합니다.

양성 종양(지방종)

지방세포의 양성 종양에 지방종이 있습니다. 피부 바로 아래 지방조직에 주로 생기는 종양으로 지금 우리 몸 어딘가에도 작은 지방종이 있을 수 있습니다. 발생 빈도가 매우 높은 양성 종양입니다.

크기가 10cm 정도까지 커질 수도 있으며, 팔에 다발적으로 발생하는 경향이 있는 지방종(혈관지방종이라는 작은 혈관을 포함한 타입이 많다)도 있습니다.

맨눈으로 봐도 노랗고 말랑말랑한 그야말로 지방 덩어리입니다. 현미경으로 봐도 지방세포 덩어리입니다. 특별히 해를 끼치지 않으니 그냥 두어도 되지만 미용을 이유로 절제하는 경우도 있습니다.

고분화형 지방육종

고분화형 지방육종은 악성 종양입니다.

다시 한번 '분화'라는 말이 등장했네요. 지방육종은 악성인데도 분화도가 높습니다. 분화도가 높다는 것은 본래의 세포에 가까운, 잘 분화된 세포라는 의미입니다. 즉, 정상적인 지방세포처럼 보이는 종양세포라는 것이지요.

정상적인 지방세포와 엇비슷해 보이지만, 확대하여 관찰하면 지방세포와 지방세포 사이에 크고 진하게 염색된 핵을 가진 이형 간질세포(조직의 기능을 유지하는 결합조직 세포의 총칭)가 나타나기도 하고, 미성숙 지방세포인 지방아세포가 많이 출현하기도 합니다. 이렇게 이형 간질세포와 미숙한 지방세포를 포함하고 있으면 '고분화형 지방육종'으로 진단합니다.

고분화형 지방육종은 주로 소장과 대장을 둘러싼 지방조직

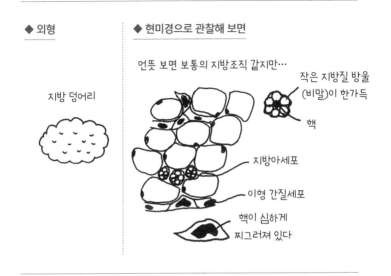

◆ 외형

지방 덩어리

◆ 현미경으로 관찰해 보면

언뜻 보면 보통의 지방조직 같지만…

작은 지방질 방울
(비말)이 한가득

핵

지방아세포

이형 간질세포

핵이 심하게
찌그러져 있다

(장간막)에서 발생합니다. 즉, 육안으로 확인이 어려운 체내에서 많이 발생하는 것이지요. 체내에 생긴 지방성 종양은 반드시 주의해야 합니다.

탈분화형 지방육종

고분화형 지방육종을 치료하지 않고 방치하거나 반복적으로 재발할 경우, '탈분화'를 일으킬 수 있습니다. 탈분화란, 지방 세포로 성숙하는 분화 경향에서 이탈하여 다른 성질을 지닌

탈분화형 지방육종

◆ 외형

지방 덩어리 부분과
그렇지 않은 부분이
섞여 있다

지방 덩어리

◆ 현미경으로 관찰해 보면

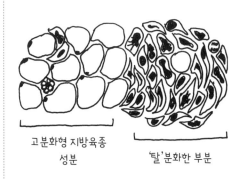

고분화형 지방육종
성분

'탈'분화한 부분

세포가 되는 것입니다. 비유하자면 심하게 탈선해서 인격이
바뀌어버렸다고나 할까요? 즉, 상태가 변해버린 종양입니다.

일반적으로 탈분화형 지방육종은 악영향을 미칠 확률이 굉
장히 높기 때문에 예후가 좋지 않은 경우가 많습니다. 지질 방
울이 포함된 지방세포가 거의 관찰되지 않고, 유령처럼 기괴
한 핵을 가진 이형세포가 출현하기도 합니다. 게다가 증식 속
도가 매우 빨라서 외과적으로 제거해도 곧 재발할 위험이 있
습니다.

드물기에 진단이 어려운 연부조직종양

지방육종처럼 신체를 지지하는 근육이나 섬유, 지방, 혈관 등에서 발생하는 종양을 총칭해 '연부조직종양'이라고 합니다. 연부조직종양의 대부분은 양성일 확률이 높지만, 극히 드물게 악성일 수도 있어서 일반 병리과 전문의는 진단에 어려움을 겪기도 합니다.

또한, 뇌종양처럼 유전자 이상이 진단에 필수로 요구되는 경우도 적지 않아서 고도의 전문화된 진단 능력이 필요한 종양입니다. 연부조직종양 진단에 특출난 병리과 전문의는 소수에 불과하다 보니, 진단이 어려울 경우 연부조직종양 전문의에게 의견을 묻기도 합니다.

실제로 얼마 전에, 뇌 표면에 다소 특이한 연부조직종양이 발생한 증례를 접하게 되었습니다. 뇌를 감싸고 있는 막에서 생긴 종양으로, 연부조직종양인지 혹은 뇌종양의 일종인 수막종인지를 고민하게 되는 증례였습니다.

제가 존경하는 상사인 마츠모토 박사님도 이러한 상황을 경험한 적이 없어서 어려운 증례라고 했습니다. 그래서 연부조직종양과 뇌종양을 전문으로 하는 병리과 전문의(정말 드문 의사입니다!)와 상담하기로 했습니다. 그 결과, 2가지 조건이 충돌하는 매우 희귀한 종양으로 판명되었습니다. 희귀한 종양을 발견한 것에 얼마나 흥분하고 있는지를 그분의 메일을 통해

가늠할 수 있었습니다. "전문가가 흥분할 정도로 희귀한 증례였다니!"라며 저희도 놀랐습니다.

이처럼 현재는 연부조직종양에 특화된 전문가의 도움을 요청하는 경우가 많지만, 저 역시도 연부조직종양 병리 진단에 최대한 능통할 수 있도록 노력 중입니다.

마츠모토 박사는 실전 경험으로 단련된 노련한 의사이기에 희귀한 종양을 마주했을 때도 방대한 병리 진단 경험과 대조하고, "이것은 내가 지금까지 진단한 증례 중에는 해당되는 것이 없으니, 전문가와 상담해봅시다."라며 명확하게 판단해 줍니다.

경험이 부족하면 눈앞의 증례가 드문지 아닌지를 판단하기 어렵습니다. 마츠모토 박사는 모든 유형의 병리 진단에 정통하고 여러 분야의 전문 지식을 갖추고 있음에도, 거리낌 없이 다른 병원 병리과 전문의에게 상담을 요청하는 진정한 병리과 전문의입니다. 정말 멋있습니다.

[상급편] 위장관간질종양

위장관간질종양(GIST)은 주로 식도, 위장, 소장, 대장, 직장 등의 벽 내에 위치한 근육층에 생기는 비상피성 종양입니다. 위장관 운동 조절에 관여하는 카할간질세포에서 발생하는 것으로 알려져 있습니다.

위장관간질종양이 자라면 주변 조직을 압박하면서 팽창합니다. 크기가 작을 때는 증상이 없다가, 점차 커지면서 압박에 의한 증상과 통증이 나타납니다. 큰 덩어리를 형성한다는 점에서 다른 비상피성 종양(연부조직종양)과 비슷합니다.

CT, MRI 등의 영상 검사로 복부에서 비상피성 종양이 발견되면 항상 위장관간질종양, 지방육종, 림프종 등의 질환을 감별해야 합니다. 영상 소견부터 '이건 위장관간질종양 아닌가?', '아니 림프종 같은데?'와 같은 논의를 거친 후, 종양을 적출하고 병리 진단을 통해 병명을 확정합니다.

놀라운 점은, 만성 골수성 백혈병 치료제인 이매티닙이 위장관간질종양에도 사용됩니다. 만성 골수성 백혈병과 위장관간질종양은 전혀 다른 질병이지만, 문제가 되는 효소가 동일했고, 그 결과 공통의 분자표적치료제로 효과를 발휘한 것입니다. 이처럼 장기와 형태는 달라도 유전적 차원의 이상이 공통점을 드러내는 질병은 앞으로 늘어날 것입니다.

도감 5
위암

커질수록 바보가 된다고?

발생 빈도가 높은 위암에 대해 알아봅시다. 미니 병리학 강의에서 배웠던 분화나 조직형에 관한 이야기들이 많이 나오니, 만약 분화나 조직형이 기억나지 않는다면, 다시 한번 미니 병리학 강의를 살펴봐 주세요.

위암의 원인, 헬리코박터 파일로리균

위암은 폐암, 대장암에 이어 암 사망 원인 3위에 드는 암입니다. 다른 암과 마찬가지로 초기 위암은 대개 무증상입니다.

바륨 검사를 실시하기도 하지만, 초기 위암은 내시경 검사로 쉽게 발견되기 때문에 정기적으로 위내시경 검사를 받는 것이 중요합니다. 내시경 검사에 관해서는 '병리과 전문의 업무 백과'와 '대장암' 편에서 간략하게 다룬 바 있습니다. 카메라로 직접 병변부를 관찰하면서 조직을 채취할 수 있다는 것이 큰 장점입니다.

암의 종류와 상관없이 '발암의 직접적인 원인'을 묻는다면, '유전자 이상'이라는 것이 정확한 답이 될 것으로 생각합니다. 그러나 유전자 이상을 초래하기 쉽게 하는 요인은 암에 따라 다양합니다.

위암으로 잘 알려진 증례는 헬리코박터 파일로리균에 의한 지속 감염입니다. 주로 음식물과 식수를 통해 감염되며, 대다수가 어릴 때 감염되는 것으로 보입니다. 위생 상태가 열악했던 시대에 태어난 사람들의 감염률이 높아서 60세 이상의 약 80%는 헬리코박터 파일로리균을 보균하고 있다고 알려져 있습니다(비율에 대해서는 다양한 의견이 있음). 오늘날에는 위생 상태가 현저히 개선되면서 젊은이들의 감염률은 감소 추세입니다. 따라서 위암 발병자도 점차 감소할 것으로 예상됩니다.

헬리코박터 파일로리균은 위산이 분비되는 강한 산성 환경에서도 살아남을 만큼 생존력이 강합니다. 우레아제라는 효소를 배출하여 요소를 암모니아로 바꾸고 위산을 중화시킵니다.

이것이 위 점막에 악영향을 미치면서 위염을 일으키고 만성 염증으로 인한 위궤양과 위암의 발생 원인이 됩니다. 또한, 염분이 많은 식사와 채소 섭취 부족 등도 위암의 요인이 된다고 알려져 있습니다.

위 점막은 이층 구조

위벽의 구조는 대장과 거의 유사합니다. 상층부터 차례로 '점막 → 점막근판 → 점막하층 → 고유근층 → 장막하층 → 장막층'을 이루고 있습니다. 크게 다른 부분은 점막입니다.

위의 상피는 소화 효소를 분비하는 역할에 따라서 다양한 상피세포로 분화됩니다. 모든 장기의 선상피를 통틀어 이처럼 다양한 세포가 존재하는 것이 위 점막 고유의 핵심 특징입니다. 즉, 위의 선상피는 고도로 분화된 상태라고 할 수 있지요.

2층 구조인 점막에서 상부 1/4은 '선와상피 영역'이고, 하부 3/4은 '위저선 영역'입니다. 위저선 영역에는 소화 효소인 펩신을 분비하는 주세포, 소장에서 염산과 비타민B_{12}를 흡수하는데 필요한 내인자를 분비하는 벽세포 그리고 주세포가 될 준비 단계인 부세포 등이 포함되어 있습니다. 각 세포의 특징에 따라 세포질의 색이 달라서(주로 세포질에 포함된 미토콘드리아 등의 함량에 따라 염색이 달라진다), 현미경으로 관찰하면 다채롭게 보입니다.

위 점막의 단면도

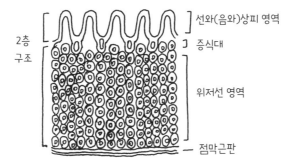

선와(음와)상피 영역

증식대

위저선 영역

점막근판

2층 구조

위 점막은 어떻게 2층 구조를 형성하게 된 것일까요?

위 점막의 선와상피와 위저선 사이에는 위 상피세포가 탄생하는 증식대가 존재합니다. 대장 점막은 증식대가 선관의 가장 바닥 부분에 위치하는데, 위 점막은 점막대가 2층 구조의 사이에 위치합니다.

선와상피가 될 예정인 세포는 분화하면서 위쪽으로 이동합니다. 위저선이 될 세포는 아래쪽을 향해 분화합니다. 그리고 주세포가 될 부세포는 증식대 부근에서 많이 관찰됩니다.

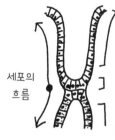

선와상피가 된 세포들

세포의
흐름

증식대(태어난 세포)

부세포 → 주세포
벽세포 등이 된다

주세포(펩시노겐 분비)
염산과 섞여서 펩신으로 전환

벽세포(염산 분비)

증식대에서 발생하는 위암이 있습니다. '인환세포암'이라는 특수한 형태의 암입니다. '미니 병리학 강의 5'에서 분화도와 세포의 형태 따라 조직형이 어떻게 결정되는지 다룬 바 있습니다. 인환세포암은 세포의 형태에시 정해진 조직형으로 종양 세포가 알이 박힌 반지(인환)를 닮아서 붙여진 이름입니다.

세포질에 점액이 꽉 차 있고 세포 가장자리로 검은 핵이 밀려나 있어서 알반지처럼 보입니다. 증식대 부근에서 인환세포암이 띠 형태로 퍼져 있는 모습을 관찰하는 경우가 많습니다.

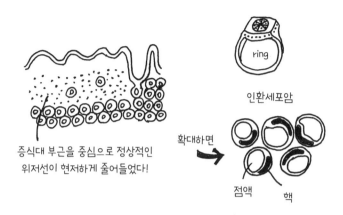

증식대 부근을 중심으로 정상적인
위저선이 현저하게 줄어들었다!

ring

인환세포암

확대하면

점액   핵

헬리코박터 파일로리균에 감염되어 위축성 위염이 발병하면, 위저선이 소실됩니다. 그럼, 위의 선와상피가 소장의 상피와 유사한 형태로 재생됩니다. 점막 자체의 기능이 떨어지는 것은 피할 수 없습니다.

소장의 상피는 위의 상피에 비해 구조적으로는 단순하기 때문에, 초고분화된 상피가 그야말로 조상대로 거슬러 가는 것과 같지요. 이렇게 변화한 모습을 '장상피화생'이라고 합니다. 장상피화생이 위암 발생률을 높인다고 알려져 있습니다.

차세대 시퀀싱과 드라이버 유전자?

대장암 편에서 발암의 원인으로 게놈 이상과 에피게놈 이상이 있다고 설명했었습니다. 위암을 포함해서 다른 암도 마찬가지입니다.

최근 차세대 시퀀싱 Next Gen Sequencing (차세대 염기서열 분석)이라는 혁신적인 대규모 유전자 분석 방법이 등장했습니다. '이 부분의 유전자에 이상이 있을 것 같다'는 예측을 바탕으로 이상을 발견해 왔던 전통적인 방법과 다르게, 차세대 염기서열 분석을 이용하면 암세포 유전자 전체를 조사할 수 있습니다. 쉽고 빠르게 많은 유전자 이상을 검출할 수 있게 된 것이지요.

한편으로는 너무 많은 유전자 이상이 검출되는 바람에, '이 유전자 이상은 암화의 어느 부분에 작용하는 것일까?', '얼마나 악영향을 미치고 있을까?'를 밝히기 어렵기도 합니다.

그래서 등장한 것이 통계학적 해석입니다. 다양한 증례의 유전자를 조사한 결과, 발생 빈도가 높다고 인정된 유전자를 '드라이버 유전자'라고 명명하기로 정했습니다. 이 드라이버 유전자를 표적으로 삼아 그 기능을 조사하고, 신약을 개발하는 연구가 현재 진행 중입니다.

차세대 시퀀싱 분석을 이용한 연구에서 위암은 크게 4가지 유형으로 나뉩니다. 다소 어려운 의학 용어가 등장합니다.

① 염색체 불안정성 위암　② 게놈 안정성 위암

③ EBV 양성 위암　　　④ MSI 양성 위암

헬리코박터 파일로리균 관련 암은 ① 염색체 불안정성 위암이 흔한 것으로 알려져 있습니다.

② 게놈 안정성 위암은 스킬스 scirrhous-type 위암으로 불리는 암이 많은 것이 특징입니다.

③ EBV 양성 위암에서 EBV Epstein-barr virus 는 엡스타인바 바이러스로 림프종을 일으키는 경우도 있습니다. EBV에 대해서는 이후에 좀 더 다뤄보겠습니다.

④ MSI 양성 위암에서 MSI Microsatellite Instability 는 대장암 편에서 나온 마이크로 새틀라이트 불안정성을 말하며, 가족성 종양에서 자주 발생하는 에피게놈 이상입니다.

분화도에 따른 암의 특징

유전자 이상의 양상에 따라서 위암을 크게 4가지로 나눌 수 있음이 분명해졌습니다. 그렇지만 병리학적으로는 분화도에 따른 병리 진단을 내려야 합니다.

예를 들어, 암세포가 원래의 위 상피와 유사한 형태를 유지하고 있으면 '고분화 암'이라고 하고, 전혀 유사하지 않으면 '저분화 암'이라고 합니다.

위암의 형태와 분포도

◆ 고분화형 관상선암

찌그러지고 불규칙
한 형태

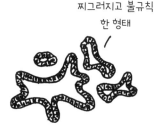

어떻게든 선관 구조를
만들려고 하는 암세포

◆ 저분화형 선암

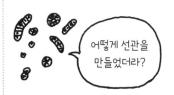

어떻게 선관을
만들었더라?

선관 만들기를
이미 포기한 암세포

제가 그린 일러스트('위암의 형태와 분포도')를 보면, 확실한 차이가 보이시죠? 모두 위암이지만, 모양은 전혀 다릅니다. 고분화형 관상선암은 위 선상피의 선관 구조를 어떻게든 유지하려고 합니다. 찌그러지긴 했으나 관상 구조가 남아 있어서 고분화형 관상선암으로 진단합니다.

반면, 오른쪽은 종양세포가 뿔뿔이 흩어져 있습니다. 자세히 보면 관의 구조로 보이는 것도 있지만 거의 소실되었습니다. 따라서 저분화형 선암이 됩니다.

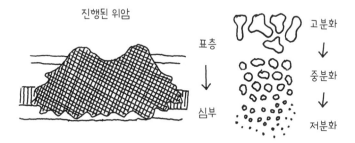

진행된 위암

표층 → 심부

고분화 ↓ 중분화 ↓ 저분화

암은 진행될수록 바보가 되기 쉽다?

암의 분화도는 언제 결정되는 것일까요? 분화도는 변하지 않고 항상 같을까요?

앞서 위암의 유전자 이상에 관해서 이야기했다시피, 유전자 이상 패턴이 분화도를 결정하는 경우가 많습니다. 처음부터 잘 분화되지 않은 저분화 암일 수도 있습니다. 한편, 암이 진행됨에 따라 새로운 유전자 이상이 축적되어 분화도가 낮아지는 현상도 종종 발견됩니다.

분화도는 항상 동일하게 유지되는 것이 아니라, 진행하면서 종종 분화도가 바뀌기도 합니다. 진행될수록 자신이 본래 위점막이었다는 것을 잊고, 저분화 되어버린 암세포를 현미경으로 확인할 때면, '아… 이런, 바보가 되어버렸네.'라며 불쌍하게 느낄 때도 있습니다.

스킬스 위암이란?

스킬스 위암이라는 말을 들어본 적이 있으신가요?

왠지 상태가 나쁜 암일 것 같은 느낌이지요. 스킬스 위암의 '스킬스scirrhous'는 단단하다는 의미로, 즉 경성 위암을 말합니다.

일반적으로 우리가 암을 이야기 할 때, '암 덩어리'라고 표현하곤 합니다. '암'이라는 말 자체에서 단단하게 뭉쳐진 형태가 상상되기 때문이겠지요. 실제로도 암의 경도는 암세포의 양과 주변 간질(콜라겐이 주성분인 교원섬유로 구성된 조직) 양의 비율로 결정됩니다. 세포의 양이 간질보다 많으면 부드럽고, 간질의 비율이 높으면 단단합니다.

암은 주변으로 증식하기 위해서 '발판 역할을 하는 간질'을 자발적으로 만듭니다. 각종 인자를 주변으로 방출하여 비정상적인 혈관과 교원섬유를 증식시킵니다. 증식의 발판이 되는 간질을 풍부하게 만들어내는 암을 실제로 만져보면 매우 단단합니다.

현미경으로 관찰하면, 주변 간질의 양이 암세포 수보다 압도적으로 많다는 것을 알 수 있습니다. 일반적으로 이런 유형의 암은 저분화인 경우가 많고 주변으로 퍼지기 쉬운 성질이 있습니다.

😊 그러고 보니, 오늘 위암 수술이 예정되어 있습니다.

증례와 위 투시 검사(바륨 검사로 위 전체 모양과 경도 등을 확인할 수 있다는 것이 장점이다. 외과 수술 전 시행하는 검사의 일종으로 암 확산을 추정하는 데 매우 중요한 검사이다)에서 위가 팽창된 걸로 보아 스킬스 위암이 의심된다는 판단입니다.

신속 진단으로 동결 표본 절제 단면(수술 중 절제한 조직의 절제 단면)을 주의해서 살펴봐야 할 것 같아요.

😺 맞아요. 생검에서 인환세포암이 혼재된 저분화형 선암이 발견되었습니다. 궤양이 생긴 부위에서 암이 검출되었고, 보만 3형 종양인 것으로 보아 점막 안쪽으로 상당히 넓게 퍼졌을 수 있지 않을까요?

*보만 분류법 Borrmann classification: 암이 근육층 이상을 침윤한 진행성 위암의 병기를 구분할 때 사용한다.

😊 그렇겠네요.

🐼 신속 진단으로 확인해야 할 사항이 무엇일까요?

😀 수술 중에 절제한 조직 절단면 끝(절제연)에 암세포가 존재
하는지 확인해야 합니다. 만약 암세포가 확인되었음에도,
수술을 종료하면 재발하게 됩니다. 암이 완전히 제거되었
는지 수술 중에 확인할 필요가 있습니다.

🐼 그렇군요.

😀 신신 선생, 스킬스 위암이 의심될 경우, 절제연 신속 진단
에 매우 세밀한 주의를 기울여야 합니다. 외과의가 암과
충분히 거리를 두고 절제했다고 판단했어도 예기치 않게
암세포가 잔존하는 경우가 있습니다.

🐼 그렇군요. 무섭네요!

😀 암의 육안적 형태와 밀접한 관련이 있으니 그림을 봅시다.

🐼 네, 알겠습니다.

😀 이것은 위암 취급 규약에서도 제기하고 있는 위암의 육안적
형태에 따른 분류 도식입니다. 위벽의 단면을 보고 있다고

암의 육안적 형태

◆ 2형·궤양 국한형

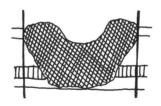

궤양이 한정된 장소에만 있는 궤양 부분형

◆ 3형·궤양 미만형

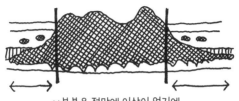

↔부분은 점막에 이상이 없기에
내시경으로 보아도 암의 전이를 확실하게 알 수 없다.

생각하면 됩니다. 위쪽이 점막, 즉 음식물이 통과하는 쪽
입니다. 둘 다 고유근층(소화기관의 구조는 적막층 → 적막하층
→ 고유근층 → 장막층으로 구성되어 있다)을 넘어 벽 깊숙이 침
윤한 진행성 암입니다.
여기서 2형과 3형의 차이점은 무엇일까요?

😺 3형의 기저부가 더 넓습니다. 암이 위벽 깊숙한 곳에서 옆으로 상당히 퍼져 있습니다.

🙂 맞아요! 먼저 점막면의 암 범위를 살펴봅시다.
그 범위와 실제 암의 확산을 비교해 보면, 2형 종양은 점막면과 심부의 암 확산이 거의 비슷하거나 오히려 심부가 좁습니다. 반면, 3형의 경우, 점막면과 비교해 심부에서 암이 옆으로 상당히 퍼진 것을 볼 수 있죠.
점막면에서의 암 확산은 내시경 검사로 확인할 수 있고, 생검으로도 검출할 수 있습니다. 하지만 위벽 깊숙이 퍼진 암은 내시경 검사로는 발견할 수 없고, 생검 역시 점막 조직에서만 표본을 채취하므로 암을 발견할 수 없습니다.

😺 그렇네요. 내시경으로 여러 부위의 조직을 채취해서 생검으로 암의 확산 여부를 확인할 수는 있지만, 진행성 위암의 경우, 내시경 검사로 확산을 진단하기는 위험하다는 것이군요.

🙂 그렇죠. 오히려 위 투시 검사에서 벽의 경도를 보고 판단하는 것이 좋습니다. 3형 암은 이른바 스킬스 위암인 경우가 많고, 암세포가 퍼지면서 주변 조직에도 경질 섬유가 증가

합니다. 내시경으로는 확산 정도를 확인하기 어려운 암이
지만, 위 투시 검사상에서 위벽이 굳어져 있는 것이 보이면
스킬스 위암임을 시사합니다.
보이는 형태에 따라서 암세포의 확산 방법을 상상하고,
수술 중 신속 진단에 대비하는 것은 매우 중요합니다.

🐼 잘 알겠습니다!

위암 수술 중 신속 진단을 위해 만반의 대비 태세를 갖추려
면, 수술 전 다양한 검사 결과와 수술 방법 등의 임상 정보를
사전에 철저히 확보하는 것이 매우 중요합니다. 따라서 외과
의료진과의 긴밀한 의사소통을 취하는 것이 필수입니다.
우리 병리과 전문의들은 항상 환자를 치료하는 의료팀의 구
성원이라는 마음가짐으로 병리 진단에 임하고 있습니다.

도감 6
췌장암(췌암)

살금살금 소리 없이 다가오는 나쁜 녀석

췌장은 정확히 어디에 있는 장기일까요? 췌장은 위와 횡행 결장(배 위쪽을 가로지르는 대장) 뒤쪽에 숨은 다소 수줍은 장기입니다. 여러 장기에 둘러싸여 뱃속 깊숙이 자리하고 있습니다. 이런 해부학적 위치 때문에 췌장암 치료가 다소 어렵습니다.

췌장암은 예후가 좋지 않다

췌장암은 초기 증상이 거의 없어 조기 발견이 어렵고 사망률이 높은 암으로 알려져 있습니다. 5년 상대생존율 역시 타 암종에 비해 매우 낮습니다(2021년에 발표한 '2019국가암등록통계'에 따르면, 담낭 및 기타담도암 5년 상대생존율은 28.5%, 췌장암은 13.9%이다).

췌장암으로 진단되면, 암의 진행도를 원발 종양의 크기 및 침윤 정도, 주위 림프절로 퍼진 정도, 다른 장기로의 전이 여부를 종합하여 병기(Stage Ⅰ~Ⅳ)로 구분합니다.

> Stage Ⅰ: 암이 췌장에만 국한되어 있고, 전이가 없는 경우
> Stage Ⅱ: 암이 주변 장기로 퍼졌으나 주요 동맥 혈관을 침범하지
> 않은 경우
> Stage Ⅲ: 암이 주요 동맥 혈관을 침범해 국소적으로 진행되었거나,
> 수술이 불가능한 경우
> Stage Ⅳ: 암이 폐, 간, 복막 등 췌장과 먼 장기까지 전이 된 경우

췌장암은 여느 암 중에서도 특히 조기 진단이 중요함에도 불구하고 4기에서 발견되는 경우가 절반 이상을 차지하고 있습니다. 그래서 췌장암을 소리 없이 살금살금 다가오는 나쁜 녀석이라고 하는 것입니다. 다른 암에 비해서 조기 발견이 어려운 만큼 예후도 좋지 않은 편입니다.

왜 이렇게 췌장암은 조기 발견이 어렵고 예후도 나쁜 것일까요? 바로 앞서 이야기한, 췌장의 해부학적 위치로 인해 발견이 어렵기 때문입니다.

췌장의 위치

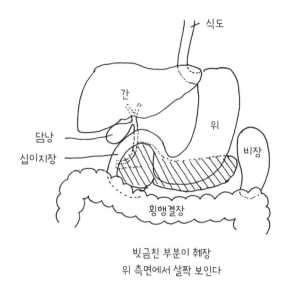

빗금친 부분이 췌장
위 측면에서 살짝 보인다

췌장을 검사하는 가장 빠른 방법은 복부 CT를 찍는 것입니다. 그러나 이상 징후가 없는 한 복부 CT를 찍는 일은 거의 없기 때문에 우연히 발견된 경우가 대부분입니다.

복부 초음파는 CT처럼 방사선 피폭의 위험이 없고, 비교적 쉽게 할 수 있는 검사지만, 췌장을 충분히 관찰할 수 없는 경우가 많아서 췌장암 진단 검사로는 충분하지 않습니다.

췌장의 기능과 구조

췌장은 다양한 기능을 보유한 선세포로 구성되어 있습니다. 췌장의 기능은 크게 소화액 분비(외분비 기능)와 혈당 조절(내분비 기능)로 나뉩니다.

먼저, 소화액 분비 기능에 관해 알아봅시다.

췌장의 85%를 차지하는 선방세포(선세포)가 소화 효소를 만들면 다른 세포들이 이를 알칼리성으로 바꿔줍니다. 그렇게 만들어진 췌액은 십이지장의 파터유두를 통해서 담즙과 함께 십이지장의 내강으로 분비됩니다.

참고로, 담즙은 간에서 만들어져서 담낭에 농축되는 소화액입니다. 우리가 음식을 먹으면, 담낭에서 담관을 지나 파터유두 부근에서 췌장액과 섞여 분비됩니다.

췌장액은 소화 능력이 매우 뛰어나기 때문에, 췌장염에 걸리민 누출된 소화 효소에 의해 췌장 자체가 녹아버릴 수도 있습니다. 급성 췌장염은 사망에 이를 수도 있는 매우 무서운 질병입니다.

이어서, 췌장의 혈당 조절 기능에 대해서 알아봅시다.

췌장의 선방세포에는 랑게르한스섬이라는 멋진 이름을 가진 조직이 조밀한 섬 형태로 분포하고 있습니다. 췌장의 1~2% 정도만 차지하는 아주 작은 조직이지만, 효과는 엄청납니다.

췌장의 형태

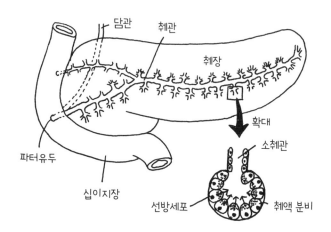

담관 췌관 췌장

확대 소췌관

파터유두 선방세포 췌액 분비

십이지장

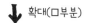

확대(口부분)

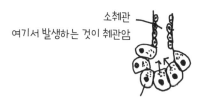

소췌관
여기서 발생하는 것이 췌관암

선방세포
소화 효소를 만들고 췌장액을 분비

랑게르한스섬은 다양한 종류의 호르몬 생산 세포로 구성되어 있는데, 각각 α세포(알파세포), β세포(베타세포), δ세포(델타세포)와 같이 다소 단순한 이름을 가지고 있습니다(중간에 γ세포는 왜 빠졌을까?). α세포는 글루카곤, β세포는 인슐린, δ세포는 소마토스타틴을 분비합니다.

α세포는 혈당을 높이는 역할, β세포는 혈당을 낮추는 역할을 합니다. 그리고 δ세포는 글루카곤과 인슐린의 기능을 모두 억제함으로써 호르몬을 조정하는 역할을 담당합니다. 당뇨병 환자 중에는 이 랑게르한스섬의 세포가 적어지고 있는 경우도 있습니다.

자, 그렇다면 암은 이 중 어떤 세포에서 발생할까요?

실제로 종양은 어느 세포에서나 생길 수 있지만, 췌장암의 대표적인 조직형인 췌관암의 경우는 선방세포에서 분비되는 췌장액을 파터유두로 운반하는 관, 즉 췌관의 상피세포에서 발생합니다.

암에 따라서 분화도가 다릅니다. 원래의 췌관상피와 모양이 비슷하면 고분화형 췌관암으로 진단되고, 위암에서 설명한 바와 같이 자신이 췌관상피였음을 잊어버리면 저분화형 췌관암이 됩니다.

췌장암의 증상

췌장암에 걸리면 어떤 증상이 나타날까요?

다른 암과 마찬가지로, 초기에는 무증상입니다. 암이 진행되면서 다양한 증상이 나타나게 되는데 췌장암의 대표 격인 췌관암의 경우, 췌장액을 운반하는 췌관에서 암이 발생하므로 폐색으로 인한 증상이 나타나는 경우가 많습니다. 특히, 파터 유두와 가까운 췌장의 머리 부분에 암이 생기면, 담즙의 통로인 담관 역시 암에 의해 폐색되므로 황달이 일어나기도 합니다.

또한, 암이 자라면서 주변 조직을 파괴합니다. 랑게르한스섬에 악영향을 끼쳐서 갑자기 당뇨병이 발병하는 등 급속도로 악화하고 나서야 비로소 알게 되는 경우도 있습니다.

암세포가 췌장을 넘어 주변까지 퍼지면, 감각신경이 많이 존재하고 있어서 통증을 유발할 수 있습니다. 췌장암은 복부 깊숙한 곳, 즉 등 쪽에 위치한 장기이므로 등과 허리 부근에서 강한 통증이 나타날 수 있습니다.

췌장암 치료

현재로서, 췌장암의 획기적인 치료법은 아직 발견되지 않은 상황입니다. 췌장암의 대표적 조직형인 췌관암은 스킬스 위암과 특징이 유사합니다. 암세포 주변에 간질이라는 발판을 만들면서 퍼지는 유형이 많으며, 빌견되있을 때는 췌장 주변을 잠식하면서 퍼져 있습니다. 암의 간질이 단단하게 주변 장기를 파고들어서 도저히 수술로 제거할 수 없는 경우도 많습니다. 게다가 간질의 양이 많기 때문에 항암제가 암세포 자체에 도달하기 어렵다는 문제도 있습니다.

수술을 시행하더라도 그 규모가 매우 커질 수밖에 없습니다. 췌장의 머리 쪽에 암이 생긴 경우는 췌장의 머리와 십이지장, 담낭을 함께 제거하는 수술을 합니다. 췌장의 꼬리 쪽에 암이 생긴 경우는 옆에 붙은 비장과 함께 제거하게 됩니다.

췌장을 완전히 적출하면 혈당 조절이 불가능하기에, 수술 후 혈당 관리가 힘들어집니다. 환자에게도 부담이 큰 수술이므로, 수술 여부를 결정하는 것 자체가 고민스럽다는 것이 췌장암 치료의 현 상황이라고 할 수 있습니다.

담도암이란?

담즙의 통로인 담관은 파터유두를 향해 열리지만, 그 직전까지는 췌장에 달라붙어 있습니다. 이 담관에도 암이 생길 수 있는데, 이를 담관암이라고 합니다. 모양과 구조가 췌관암과 흡사한 경우가 많고, 예후도 췌장암 못지않게 나쁩니다.

담관암이 파터유두 부근에서 발생한 경우는 췌장암과 유사한 수술이 이루어집니다. 따라서 췌장·담도계 암으로 함께 고려하는 경우도 많습니다.

도감 7

폐암

성격이 다르면 전략이 바뀐다

선생님, 최근에 폐암 취급 규약이 바뀌었나요?

아, 맞아요. 최신판이 나왔어요. 조직형이 많이 바뀌어서 당황했죠?

제가 출산휴가 다녀온 사이에 많이 바뀌었더라고요. 마치 옛날 사람이 된 것 같은 기분입니다. 폐암 병리 진단을 제대로 할 수 있을지 걱정입니다.

제 후배인 아스미 선생이 출산 휴가에서 복귀한 지 얼마 되지 않았을 때의 대화입니다.

아스미는 세 명의 자녀를 둔 12년 차 병리과 전문의입니다. 저에게 있어서는 동지이자 여동생 같은 소중한 존재입니다. 그녀가 출산 휴가를 마치고 업무에 복귀한 이전 경험을 통틀어서 이번이 가장 힘들이 보였습니다. 왜냐하면 그녀의 출산 휴가 기간에 병리 진단 상황이 크게 달라졌기 때문입니다.

지난 몇 년간의 게놈 연구가 성과를 거두었고, 병리과 전문의들이 일하는 임상 현장에도 그 영향이 한꺼번에 몰려왔습니다. 각종 암의 유전자 이상이 규명되었고, 이에 따른 분자표적 치료제가 속속 등장한 것이지요.

이러한 추세에 발맞춰 병리 진단 역시 개혁이 필요한 상황입니다. 병리 진단에 참고하는 WHO 분류 및 암 취급 규약이 개정되었고 조직형도 변경되었습니다. 조직형이 변경된다는 것은 쉽게 말해 질병의 이름이 바뀐다는 것입니다.

엄마가 된 여성 의사들의 경력 관리 측면에서도 임신·출산의 경력 단절 기간을 극복하는 방법을 시급히 모색해야 합니다. 의학이 빠른 속도로 진보할수록, 직장 복귀 시점에 마주해야 할 괴리감과 어려움도 함께 커지기 때문입니다.

폐암은 유방암과 더불어 최근 몇 년간 진단과 치료 측면에서 가장 진보하였습니다. 아무래도 환자 수가 많고 연구가 활발히 진행되고 있기 때문이지요. 2018년, 일본의 혼조 다스쿠 박사가 PD-1 programmed cell death protein-1 (세포예정사 단백질-1)을 발견한 공로로 노벨 생리의학상을 받았는데, 이 PD-1을 타깃으로 한 면역치료제가 폐암 치료에 큰 변화를 가져왔습니다. 이에 대해서는 뒤에서 자세히 다루겠습니다.

지금부터 폐암의 여러 종류 중, 대표적인 조직형에 대해 알아봅시다. 아, 그전에 폐암의 가장 큰 원인은 무엇일까요?

그렇습니다. 모두가 아시다시피 흡연입니다. 흡연은 폐암뿐만 아니라 대부분의 암을 유발하는 위험 인자입니다. 흡연 이력이 길수록 암 발생 위험도 역시 커집니다. 담배 속 유해 물질은 암뿐만 아니라 폐의 구조를 파괴하고 폐기종을 비롯한 만성 폐쇄성 폐질환(COPD)을 일으키는 것으로 알려져 있습니다.

만성 폐쇄성 폐질환을 정상적인 폐 구조와 비교해서 관찰해봅시다.

정상적인 폐

폐는 호흡을 통해 끊임없이 팽창과 수축을 반복하는 장기입니다. 성인은 1분에 15회 전후로 팽창과 수축을 반복합니다. 숨을 들이마시면 횡격막이 내려가고 흉강이 넓어지면서 폐가

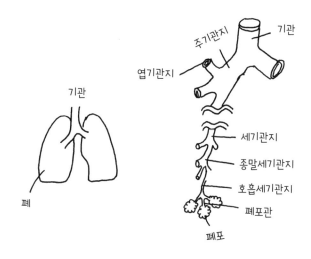

팽창합니다. 이는 흉강 내부가 음압(대기압보다 압력이 낮은 상태)
이기 때문입니다. 흡입된 공기는 무수히 많은 폐포 전체에 퍼집
니다.

　가장 큰 공기 통로인 기관은 두 갈래로 갈라져서 기관지를
형성한 후, '세기관지 → 종말세기관지 → 호흡세기관지 → 폐
포관' 순으로 미세하게 나뉘고 나뉘다가 최종에 가스 교환 장
소인 폐포에 도달합니다. 폐포는 벽이 매우 얇고 속은 비어 있는
작은 주머니들이 포도송이 같은 형태로 이루어져 있습니다.

폐포벽과 폐포 내 공기가 접촉하면서 산소를 흡수하고 이산화탄소를 배출합니다. 폐는 부피에 비해 매우 가볍고 섬세한 기관입니다. 실제로 좌폐와 우폐를 통틀어 6억 개 정도의 폐포가 존재한다고 알려져 있습니다.

폐포를 현미경으로 관찰하면, 기숙사나 호텔 이미지가 떠오릅니다. 폐포관은 로비처럼 모두가 모이는 중앙 공간입니다. 폐포관을 기점으로 이어지는 각 개인실이 폐포인 셈입니다. 효율적인 가스 교환을 위해 설계된 구조라고 할 수 있습니다.

폐포벽은 탄력이 우수한 탄성섬유를 포함하고 있어서 풍선처럼 확장하고 수축하는 것이 가능합니다. 그런데 탄성섬유가 끊어지면, 오래된 풍선처럼 늘어진 상태가 되고 공기가 제대로 들어가지 못합니다. 당연히 산소와 이산화탄소를 교환할 수 없게 됩니다.

담배를 피우면 풍선이 터진다

흡연으로 망가진 폐포를 현미경으로 관찰해 보면, 폐포관 주변에 규칙적으로 배열되어 있던 건강한 모습은 온데간데없고, 두꺼워지거나 오그라들면서 붙어버린 폐포들이 조직으로부터 이탈하여 공간에 붕 떠 있는 것처럼 보입니다. 이것은 심각한 폐기종 상태로 효율적인 가스 교환이 불가능합니다.

폐기종을 일으키는 가장 큰 원인은 흡연입니다.

정상적인 폐와 폐기종의 폐포

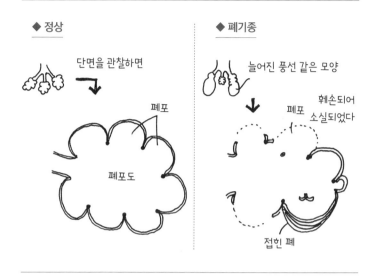

◆ 정상

단면을 관찰하면

폐포

폐포도

◆ 폐기종

늘어진 풍선 같은 모양

폐포

훼손되어 소실되었다

접힌 폐

폐기종은 기침, 가래, 숨가쁨 등의 증상을 보이며 만성 기관지염, 만성 폐쇄성 폐질환(COPD)이라고 합니다. 간단히 말해, 폐로 가는 공기 흐름이 나빠지는 질병입니다.

흡연자는 폐기종과 만성 기관지염을 동시에 앓는 경우가 적지 않습니다. 공기가 기도를 통과하기 어려워지고, 설령 공기가 폐포까지 도달했다 해도, 이미 탄력을 잃은 폐는 공기를 배출하는 힘이 약합니다. 즉, 폐에서의 공기 흡입과 배출 흐름이 모두 나빠지는 것이지요.

흡연과 만성 폐쇄성 폐질환(폐암 포함)의 관련성을 나타내는 수치로 '흡연지수'가 있습니다.

'흡연지수(브링크만 지수)' = 1일 흡연 개비 수 × 흡연 연수

흡연지수가 700을 초과하면, 만성 폐쇄성 폐질환과 폐암의 위험이 높아집니다.

사망률 1위 폐암

폐암은 국내를 포함해 전 세계적으로도 사망률이 가장 높은 암입니다. 현재 게놈 해석 기술이 상당히 발전하여 중요한 유전자 변이(드라이버 유전자)가 다각도로 해명되고 있고, 유전자 변이 표적치료제 개발도 급속도로 진행되고 있습니다. 이에 따라 병리 진단에 요구되는 진단의 정확도 역시 점차 높아지고 있습니다.

폐암은 암세포의 크기와 형태에 따라 소세포폐암과 비소세포폐암으로 크게 구분합니다.

소세포폐암은 조직형 폐암의 일종으로 종양세포가 작으며 치료법과 예후가 여느 폐암과 확연히 다른 특징이 있습니다. 소세포폐암은 예후가 좋지 않고 다른 조직형 암에 비해 효과

적인 치료제가 발견되지 않은 것이 현실입니다. 기본적으로 수술 대신, 항암화학요법을 주된 치료 원칙으로 합니다. 치료 방법 또한 다른 폐암과 상당히 다르기 때문에 먼저 소세포폐 암 여부를 확실히 파악하는 것이 중요합니다.

비소세포폐암은 선암과 편평상피세포암으로 나뉩니다. 이 둘에 속하지 않는 저분화형 암도 존재하지만 매우 드뭅니다. 크기에 따라 다르지만, 기본적으로 선암과 편평상피세포암은 우선 수술적 치료를 시행합니다. 수술 후 항암제 치료 방침이 달라지므로, 병리과 전문의가 선암과 편평상피세포암을 정확 하게 분류하는 것이 중요합니다.

최근에는 일반 H&E(헤마톡실린과 에오신) 염색 표본 외에도, 선암과 편평상피세포암 각각의 특이 항체를 이용한 면역 염색 을 동시에 시행하는 경우가 많습니다. 그 결과를 통해, 선암 또 는 편평상피세포암의 진단을 내리게 됩니다.

폐암 외에도 다른 조직형이 많이 있지만, 여기서는 대표적인 것만 소개하겠습니다.

소세포폐암

암세포 크기가 작은 것이 특징입니다. 특히 세포질 부분이 거의 없고 핵만 있기 때문에 무수히 많은 암세포가 빽빽하게 들어차 있는 것처럼 보입니다.

멀리서 보면 핵만
눈에 띄는 세포 집단

작은 핵만 가득

확대하면

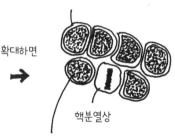

작고 귀엽게 보이지만,
질이 안 좋음
= 소악마 타입

핵분열상

깨소금 형태
까칠까칠한 형태를 가진 핵

눈에 띄는 타원형 핵을 가진 암세포입니다. 핵이 매우 유연하기 때문에, 인접한 세포의 모양에 맞춰 왜곡된 형태로 다닥다닥 붙어 있습니다.

현미경 배율을 높여서 보면, 짙은 색과 굵은 형태 때문에 마치 거무스름한 애벌레처럼 보이는데, 이는 핵분열 형상입니다. 핵분열 중인 염색체가 애벌레처럼 보이는 것입니다. 고도로 증식하는 암세포입니다.

◆ 상피내선암

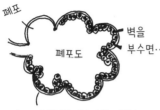

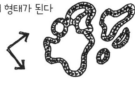

여러 형태가 된다

폐포

벽을
부수면...

폐포도

폐포의 벽을 파괴하지 않으면서
암세포가 넓게 퍼진 상태

복잡한 선관 구조를 만들거나
꽃잎 같은 형태가 된다

혈관이나 림프관에도 침입한다
(전이 가능성)

선암

　선암의 '선'은 체액 분비 기능을 가진 세포를 뜻합니다. 즉, 암세포가 폐의 분비 세포에서 발생했다면 선암으로 진단되며 발생 빈도가 가장 높습니다.

　초기에는 암세포가 폐포벽을 따라 퍼집니다. 이 단계('상피내 선암'이라는 상태)에서 발견되면 완치할 수 있습니다. 암세포가 증식하면서, 폐포의 구조는 파괴되고 무너집니다. 그리고 점차 공기가 전혀 들어가지 못하는 부분이 생깁니다.

선암은 이어진 관이나 꽃잎 모양입니다. 선암세포가 퍼지면서 폐포 구조를 파괴하고 폐포벽 혈관과 림프관으로 들어가면 폐의 다른 부분이나 다른 장기로 전이될 수 있습니다.

편평상피세포암

폐포는 선상피인데 왜 선암뿐만 아니라 편평상피세포암도 생기는 것일까요?

폐포나 말초소기관지 등의 상피는 모두 한 겹인 선상피인데, 흡연으로 인한 만성 염증 자극이 지속되면 겹겹이 층을 이룬 편평상피로 변신합니다. 이를 편평상피화생이라고 합니다.

이 편평상피화생세포에서 편평상피세포암이 발생한다고 합니다. 폐포의 구조를 완전히 파괴하고 끈적끈적한 시트 형태로 퍼지는 것이 편평상피세포암의 특징입니다.

중앙 부분에 양파를 반으로 자른 것 같은 소용돌이 모양이 보이는데, 이것은 각화입니다. 각화는 각질이 되는 것입니다. 피부의 편평상피가 생리적으로 각질층 즉, 때를 만드는 것처럼, 폐의 편평상피세포암도 때를 만들 수 있는 것이지요!

폐암 및 분자표적치료제·면역치료제

호흡기외과 전문의 반노 선생님을 소개합니다. 열정적인 그는 수술 중 신속 진단 결과를 기다리지 못하고, 가끔 병리 진단

시트 형태로 퍼진 편평상피세포암

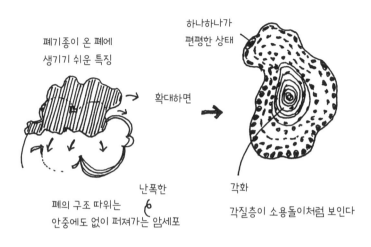

폐기종이 온 폐에
생기기 쉬운 특징

하나하나가
편평한 상태

확대하면

난폭한

각화

폐의 구조 따위는
안중에도 없이 퍼져가는 암세포

각질층이 소용돌이처럼 보인다

실험실에 수술복 차림으로 불쑥 등장하곤 합니다.

병리과 전문의 의견을 항상 경청하고 환자 개개인에게 맞는 최선의 진단과 치료법을 열심히 모색하는 그의 태도에서 의사로서 배울 점이 많다고 느끼고 합니다.

반노 선생님은 후배 양성에도 열심입니다. 방위의과대학교 (일본 방위성 산하 군의관 양성 교육기관) 출신이라서 그런지, 어떤 이론이나 정보를 설명할 때, 군사적인 비유를 들어서 설명하곤 합니다.

폐암에서도 기존 항암제, 분자표적치료제, 면역치료제의 차이점을 군사적 비유로 설명해 주었는데, 이해가 쏙 되는 설명이었기에 여러분께도 소개해 보고자 합니다.

반노 선생님의 비유에 따르면, 기존 항암제는 융단 폭격처럼 상공에서 우르르 쾅쾅 내려칩니다. 적군, 아군 구분 없이 공격하는 거친 방법으로, 당연히 정상 세포도 손상됩니다.

반면, 분자표적치료제는 저격수의 공격입니다. 적의 특성을 숙지한 저격수가 해당 특성을 가진 적을 선별하여 저격하는 방법입니다. 정상 세포의 손상은 상당히 감소하지만, 때때로 저격용 총이 폭발하여 예상치 못한 부작용이 발생하기도 합니다.

면역치료제는 경찰과 군인의 공격력을 키우는 방법입니다. 적은 생존하기 위해 경찰과 군인을 매수하고 뇌물을 주면서 공격력을 약화시키려고 합니다. 이 현장을 급습하여 "악에 물들면 안 돼! 책무에 충실하라!"며 경찰과 군인의 양심을 일깨우고 본연의 역할에 책임을 다하도록 관리하는 것입니다.

어떻게 생각하시나요? 이해하기 쉽고 재미있지 않았나요?

그럼, 지금부터 전문적인 설명으로 이어가 보겠습니다.

항암제 치료의 역사는 세계대전 당시 독가스로 사용된 겨자가스 연구로 거슬러 올라갑니다. 1950~60년대에 항암제가 차례로 개발되었고 오늘날에도 사용되고 있습니다. 이때 개발된

시스플라틴 cisplatin (암 치료에 널리 사용되는 항암제로 백금 원자에 염소와 암모니아가 배위된 화합물)은 여전히 소세포폐암의 주요 항암 치료 제로 사용되고 있습니다. 앞서 소세포폐암은 예후가 좋지 않다고 했었지요? 다행히도 유전자 수준의 연구가 가속화되고 있으므로 소세포폐암에 대한 신약이 등장하리라 기대됩니다.

참고로 암세포를 살상하는 것이 항암제입니다. 살세포성이므로 암세포뿐만 아니라 정상 세포에도 동일하게 작용합니다. 기본적으로 세포가 분열할 때, 살상 효과가 커지므로 증식 속도가 빠른 암세포일수록 세포 분열이 잦고 항암제가 큰 효과를 발휘합니다. 그러나 정상 세포도 일정한 리듬으로 세포 분열하기 때문에 어느 정도의 손상은 불가피합니다.

1990년대 말, 드디어 분사표적치료제가 등장합니다.
분자표적치료제란, 세포 증식에 관여하는 특정 분자를 표적으로 하는 항암제입니다. 특정 암세포만이 가지고 있는 분자에 작용하므로 부작용과 독성이 적을 것으로 예상됩니다.
1991년 미국에서 최초로 개발된 리툭시맙은 분자치료제 중 항체제로 분류되며, 일부 림프종(CD20이라는 B림프구에서만 발현되는 분자를 가진 림프종) 치료제로 현재도 사용되는 베스트셀러 약물입니다.

이 밖에도 백혈병 편에서 등장했던 이매티닙(제품명: 글리벡)과 폐암 치료제로 유명한 게피티니브(제품명:이레사) 등이 저분자 치료제로 분류되고 있습니다.

혹시 이레사에 대해 들어보신 적이 있나요? 이레사는 폐선암 치료제로 소개되었으나, 간질성 폐렴 등 심각한 부작용이 보고되었습니다. 이에 '분자표적치료제는 독성이 높지 않다'고 단언할 수 없는 것 아니냐는 논란이 일기도 했습니다. 현재는 이외에도 수많은 분자표적치료제가 개발되고 있습니다.

이제 면역치료제에 대해 알아봅시다.

면역치료제는 폐암을 선두로 다른 암 치료에도 영향을 미치고 있는 분야입니다. 일본에서 최초로 개발한 니볼루맙(제품명: 옵디보)은 PD-1 항체 면역 항암제입니다.

PD-1은 활성화된 T세포(면역세포) 표면에 있는 수용체입니다. T세포는 면역계의 정찰병으로 세균이나 암세포를 발견하면 대량의 면역 세포들을 불러들입니다. 그러나 T세포가 암세포와 너무 많이 접촉하면, T세포 표면에 PD-1이 꾸준히 승가하고 T세포도 지쳐갑니다. 게다가 암세포 쪽에서도 T세포의 공격을 회피하기 위해 PD-1 수용체(PD-L1, PD-L2)를 방출합니다.

T세포의 PD-1과 암세포의 PD-1 수용체가 결합해 버리면, T세포는 암세포에 대한 공격을 멈추게 됩니다. 이러한 현상을

'면역관용(특정 항원에 대한 면역계 비반응 상태)'이라고 합니다.

니볼루맙은 PD-1에 달라붙어 암세포의 PD-1 수용체 결합을 차단합니다. 그러면 T세포가 기능을 되찾고 암세포를 공격하기 시작합니다. 니볼루맙은 현재 Stage IV기에 해당하는 말기 폐암 환자에게 사용되고 있습니다. 이 약으로 생명을 연장한 말기 암 환자 수가 크게 증가했습니다. 최근에는 다른 면역치료제도 등장하고 있습니다.

2012년 무렵부터 폐선암, 편평상피세포암 및 소세포폐암에 대한 포괄적인 게놈 해석이 진행되면서 발암에 크게 관여하는 유전자 변이(드라이브 유전자)가 잇달아 검출되고 있습니다.

현재 폐선암과 편평상피세포암 치료는 기존 항암제, 분자표적치료제, 면역치료제를 조합하여 시행하고 있으나, 가능하면 수술적 치료를 먼저 시행하는 것이 원칙입니다. 암이 재발한 경우는 발암 유전자의 특징에 따라 치료제를 선택하게 됩니다.

개별 암세포가 어떤 유전자적 특징을 가졌는지 확인하는 것, 역시 병리과 전문의의 역할로 요구되고 있으며, 신약 개발까지는 아니더라도 RNA이나 에피게놈 이상에 대한 연구도 진행하고 있습니다. 앞으로 병리과 전문의를 둘러싼 병리 진단 환경은 크게 달라질 것으로 예상됩니다.

[상급편] 꾸준히 연구 진행 중인 약물전달시스템(DDS)

미래의 암 치료는 어떤 모습일까요?

현재 약물전달시스템DDS: Drug Delivery System 연구가 꾸준히 진행되고 있습니다. 분자표적치료제와 면역치료제는 적절한 양의 약물이 암세포에 제대로 도달해야만 효과를 발휘한다는 전제조건이 있습니다.

그러나 현실적으로 약물이 암세포에 제대로 도달하여 충분한 효과를 발휘하고 있는지를 판정하기가 매우 어렵습니다. 또한 효과를 충분히 발휘하고 있지 못할 때는 약물의 도달을 방해한 요인이 무엇인지에 대해서도 숙고해야 합니다.

암을 둘러싼 미세 환경은 정상 부분과 상당히 다릅니다.

암세포에 영양분을 전달하기 위해 암 주변부에 새롭게 생성된 혈관은 그 구조부터가 정상 부위 혈관과 사뭇 다릅니다. 또한 암세포 주변에는 암세포 증식의 발판 역할을 하는 간질이라는 콜라겐이 생성되는데, 이 콜라겐이 약물을 도달하기 어렵게 만들기도 합니다.

이러한 암을 둘러싼 미세환경에 주목한 약물전달시스템 연구가 최근에 진행되면서, 항암제를 암세포에 제대로 전달하는 신약 개발이 진행되었고 일부는 임상 시험 중입니다. 그야말로 암 치료 연구는 나날이 발전하고 있습니다.

무엇과 닮았을까?

암 닮은 꼴 찾기

중·고등학생을 대상으로 한 병리 진단 체험 세미나에서는
본격적인 병리 진단 체험에 앞서 '채소 워크'라는 준비 시간이 있습니다.
10가지 종류의 식물과 채소 외형으로 분류 방법을 생각해 보는 시간인데,
병리 진단에 대한 장벽을 낮춰주는 효과가 있습니다.
병리 진단과 식물·채소 진단의 접근법은 동일합니다.
우선 외형을 관찰하고,
그에 대한 의학적인 근거를 제시하는 것이지요.
전혀 상관없는 사물에서 '암세포와 닮았다!'를 느껴보는
진단 코너를 마련했습니다.
이유는 따지지 말고 그저 즐겨봅시다.

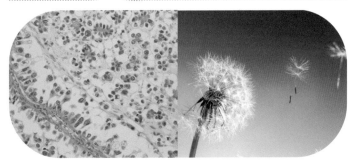

난소 투명세포암: 민들레 솜털처럼 떠다닙니다

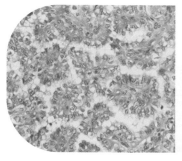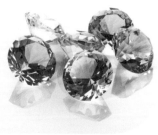

갑상선 유두암: 보석 알처럼 보이시나요? 불투명 유리 같은 핵이 있습니다

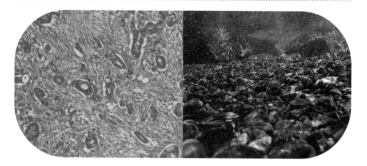

췌장의 중분화형 관상선암: 흐르는 물 너머로 보이는 조약돌 같아요

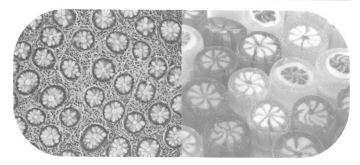

정상 대장 점막: 무늬 사탕과 비슷하죠?

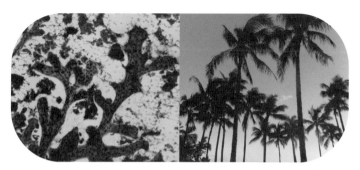

유선의 유관 내 유두암: 야자수가 자라는 것 같습니다

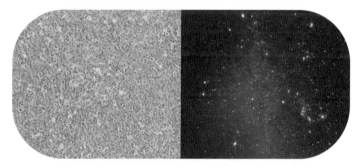

림프종: 별이 빛나는 밤하늘 같습니다

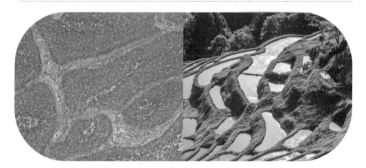

폐의 편평상피세포암: 계단식 논 같아요. 언뜻 평화로워 보이기까지 하네요

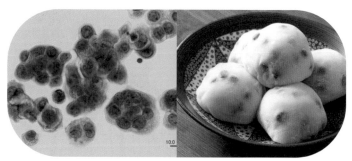

흉수 안의 악성 중피종(석면 흡입에 의한 흉막의 악성 종양):
좀 억지스럽지만, 콩떡처럼 보이지 않나요?

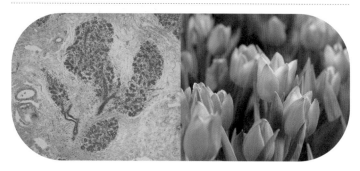

정상적인 유선 구조: 튤립을 닮은 유선의 기본구조입니다

병리 진단은
보고 판단하는 것에서부터
시작됩니다!

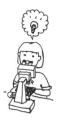

사진 출처 : photolibrary

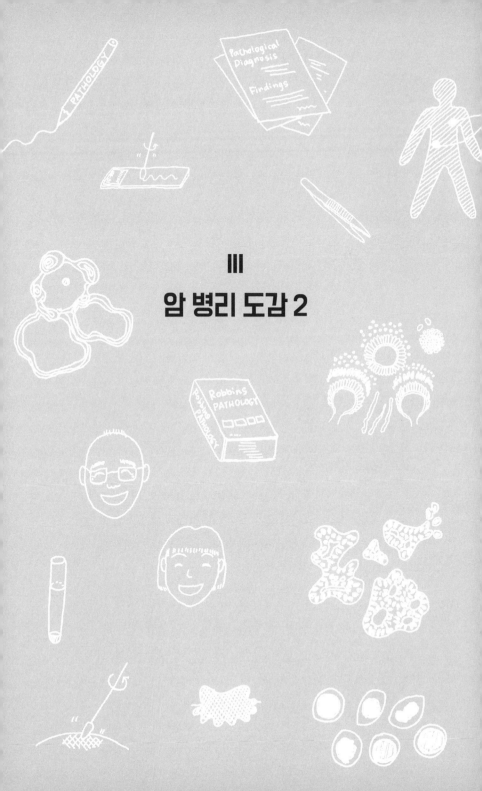

III

암 병리 도감 2

6
호르몬과 암

암에도 성차가 있다

호르몬으로 커지는 암

남성만 혹은 여성만 걸리는 질병이 있습니다. 남성은 자궁암이나 난소암에 걸리지 않고, 여성은 전립선암이나 고환암에 걸리지 않습니다. 남성과 여성 간에는 생물학적 차이, 즉 성차가 존재하지요.

성별 고유 장기에서 발생하는 암은 호르몬과 관련된 경우가 많기 때문에 치료를 위해 호르몬요법을 시행하기도 합니다. 남성 혹은 여성호르몬 관련 암과 기타 질병에 관해 알아봅시다.

자궁암에는 자궁체부암과 자궁경부암이 포함됩니다.

자궁의 위쪽 2/3은 자궁체부, 아래쪽 1/3은 자궁경부입니다. 자궁체부암은 여성호르몬이 관련되어 있으며, 자궁경부암은 대부분 인유두종 바이러스가 관련된 것으로 알려져 있습니다.

자궁체부암은 자궁내막암이라고도 하며, 자궁내막 상피에서 암이 발생합니다. 크게 여성호르몬 관련 암과 그렇지 않은 암으로 나뉩니다. 전자는 비교적 젊은 사람들에게 발생하며 예후가 양호합니다. 여성호르몬(에스트로겐)이 암세포 증식에 관여하므로 높은 에스트로겐 수치가 위험인자입니다.

출산 경험이 전혀 없거나, 폐경이 늦거나, 비만인 사람에게 발생할 위험이 높은 것으로 알려져 있습니다. 대부분의 조기 암은 증상이 없는 경우가 많지만, 이와 다르게 자궁체부암은 조기에 부정출혈 증상이 나타나는 경우도 많습니다. 만약에 월경외 출혈이 있다면 부인과 진료를 받는 것이 좋습니다.

자궁체부에서 가장 흔히 발생하는 질환은 자궁근종입니다. 자궁근종의 정식 병리 진단명은 '평활근종'입니다. 자궁의 평활근이 비정상적으로 자라 덩어리를 형성하는 비상피성 양성 종양입니다. 평활근도 에스트로겐의 영향으로 증식합니다.

따라서 에스트로겐의 분비량을 낮춤으로써 평활근종을 작게 만드는 치료법을 시행하는 경우가 많습니다. 때때로 악성 종양이 발생할 수도 있는데, 이를 평활근육종이라고 합니다.

주의해야 할 자궁내막증

월경은 호르몬의 변화에 따라 주기적으로 자궁내막 조직이 증식하고 탈락하는 생리현상입니다. 그런데 때로 이 자궁내막 조직이 다른 부위에 부착하여 증식할 때가 있습니다.

종양과 다르지만, 발생 빈도가 높은 질환으로 '자궁내막증'이 있습니다. 원래는 자궁체부에 존재해야 할 자궁내막 조직이 자궁 밖으로 나가서 난소, 골반벽, 장관 표면 등에 부착하여 증식하는 질환이므로 '이소성 자궁내막증'이라고도 합니다.

또한, 자궁내막 조직이 자궁 근육에 침투하여 비정상적으로 커지는 경우가 있는데, 이를 '자궁선근증'이라고 합니다. 월경 주기에 따라 해당 부위에 출혈이 생기고, 빠져나갈 곳이 없는 오래된 혈액이 머물면서 주변 조직과 유착을 일으키고 통증을 유발합니다.

드물지만, 자궁내막 조직이 횡격막, 늑막, 폐로 침범하여 기흉(폐 표면에 작은 구멍이 생기고 폐허탈로 인해 호흡곤란이 발생하는 질환)을 일으키는 경우가 있는데, 이를 '월경성 기흉'이라고 합니다.

혹시, '초콜릿 낭종'이라는 질병에 관해 들어 본 적 있나요? 자궁내막 조직이 난소에 부착하여 덩어리 혈로 뭉치면 초콜릿 낭종(오래된 혈액이 끈적끈적한 갈색이 되어 마치 초콜릿처럼 보임)이 됩니다. 오래된 피 주머니 같은 형태가 생기는 것입니다.

문제는 이 초콜릿 낭종이 난소암의 발생 장소가 될 위험이 있으므로, 암 예방을 위해서라도 자궁내막증을 제대로 치료하는 것이 중요합니다.

전립선암과 PSA

전립선암은 남성에게만 나타나는 암의 대표적인 증례입니다. 남성호르몬이 암세포 증식에 관여한다고 알려져 있습니다. 가장 흔한 전립선 질환 중 하나는 전립선비대증(BPH)으로, 이 역시 남성호르몬 변화로 인해 발생되는 것으로 생각됩니다.

비대해진 전립선 조직이 전립선 중앙을 관통하는 요도를 압박하여 배뇨 곤란 등의 증상을 일으키기도 하지만, 전립선암은 대부분 무증상입니다.

전립선암은 경미한 타입이 많고 수명에 전혀 영향을 미치지 않는 경우도 있다고 알려져 있지만, 일부 악성도가 높은 암도 있습니다. 따라서 역시 조기 발견이 중요합니다. 전립선 특이 항원PSA: prostate specific antigen 검사는 전립선암 조기 발견에 유용한 혈액검사입니다.

PSA 수치는 전립선비대증 같은 다른 양성 질환에서도 상승할 수 있는데, 암을 조기 발견하는 데 있어 매우 유용한 혈액검사이므로 남성은 정기적으로 검사를 받는 것이 좋습니다. PSA 수치가 지속적으로 높으면, 병리학적 검사를 위해 전립선 조직에 바늘을 삽입하여 조직을 채취(침 생검)합니다.

자체적으로 호르몬을 생산하는 종양

지금까지 호르몬으로 인해 증식하는 암에 관해 알아봤습니다. 만약, 호르몬 생산 기능을 가진 세포가 종양화하면, 호르몬 생산 종양이 발생할 수 있습니다.

양성 종양을 포함하여 기본적으로 종양세포는 자율로 과도하게 증식하는 성질을 지니고 있어서, 호르몬 역시 과잉 생산될 수 있습니다. 과도한 호르몬 생산은 다양한 증상을 일으키기 때문에, 각 호르몬 특유의 승상에 근거하여 종양의 존재를 의심할 수 있습니다.

호르몬을 생산하는 중추 기관은 시상하부입니다. 그 외에도 뇌하수체, 갑상선, 부갑상선, 부신 등 다양한 기관이 있으며, 호르몬을 생산하는 세포는 전신에 분포하고 있습니다.

호르몬 외에도, 신체 기능을 조절하는 신경내분비 물질을 생산하는 세포도 셀 수 없이 많이 존재합니다. 이 세포들에서도 종양이 발생할 수 있는데, 총칭하여 신경내분비 종양이라고 합니다. 신경내분비 종양에만 효과를 발휘하는 분자표적치료제도 개발되어 있습니다.

그야말로 종양의 종류는 헤아리기 어려울 만큼 많고, 질병에 관한 연구는 정말 끝이 없을 것 같습니다.

그럼 다음 주제로 이어가 봅시다.

7
바이러스와 암

바이러스 감염으로 암이 생길까?

바이러스가 일으키는 암

드디어 미니 병리학 마지막 강의입니다. 이 시간에는 많은 사람이 궁금해하는 바이러스와 암의 관계에 대해 알아봅시다. 자, 여기서 질문! 바이러스 때문에 암에 걸릴 수도 있을까요?

답은 'YES!'입니다. 바이러스 감염이 때때로 암을 유발하기도 합니다. 원인은 크게 2가지입니다.

바이러스 유전자가 인간 유전자와 결합하여 유전자 이상을 일으킴으로써 세포 증식 조절에 문제가 생기는 유형, 그리고

바이러스 감염으로 인한 만성 염증이 세포 손상을 초래하는 유형이 있습니다. 바이러스가 직접적인 원인이 되는 유형과 간접적인 원인이 되는 유형으로 나뉘는 것이지요.

혈액 악성 종양 중에는 바이러스가 발암에 직접 관여한다고 알려진 몇 가지 질환이 있습니다.

그중 하나가 '성인 T세포 백혈병'입니다. 이 백혈병 세포를 flower cell이라고도 하는데, 세포핵이 잘록한 형태로 마치 꽃잎 모양처럼 보이는 특성 때문입니다. HTLV-1 Human T-cell leukemia virus type1 (인간 T세포 백혈병 바이러스 1형)이라는 레트로바이러스 Retrovirus 가 발암의 원인이며 수유, 성교, 수혈 등을 통해 전파되는 것으로 알려져 있습니다.

바이러스 발병 위험률은 약 5% 정도입니다. 발병 위험이 그리 높지 않고, '성인'이라는 이름이 붙어 있듯이 발병까지 수십년이 걸리기 때문에 환자의 평균 연령은 57세 정도입니다.

다른 발암 바이러스로 EB 바이러스 Epstein-Barr virus 가 있습니다. 이 바이러스는 림프구 악성 종양인 버킷림프종을 비롯한 일부 림프종을 유발합니다. 그 외에도 위암과 상인두암의 발병 원인으로 알려졌습니다.

EB 바이러스는 HTLV-1과 달리, 성인 대부분이 보균자입니다. 특별한 증상이 발견되지 않아 대부분 감염 여부를 모르고 지나가는 경우가 많습니다. 소아기 감염은 대체로 무증상이지만, 청소년기 감염은 절반 정도가 감염성 단핵구증이라는 질병을 일으키는 것으로 파악되었습니다.

EB 바이러스는 B림프구(일부, T림프구나 NK림프구)를 감염시키지만, 기본적으로 증식하지 않고 휴면상태를 유지하는 얌전한 바이러스입니다. 그러나 어떤 요인으로 인해 바이러스의 활동이 활성화하면, 감염된 숙주가 면역 이상을 일으키고 세포 증식을 촉진하며 각종 악성 종양과 면역계 질환을 일으킬 수 있습니다.

혈액 악성 종양 외의 발암성 바이러스로는 간염 바이러스와 자궁경부 인유두종 바이러스가 널리 알려져 있습니다. 간염 바이러스의 경우 C형 간염 바이러스가 주로 발암에 관여하고 있습니다. 인유두종 바이러스는 뒤에서 자세히 다루겠습니다.

앞서 위암 강의에서 언급한 헬리코박터 파일로리균은 바이러스가 아닌 세균이지만, 위에 만성 염증을 일으키면서 위암 발암에 관여하는 것으로 알려져 있습니다.

생물과 무생물 사이에 있다

인류의 역사는 감염병에 대항해 온 투쟁의 역사인 동시에, 바이러스와 함께해 온 공존의 역사라고도 할 수 있습니다.

바이러스는 기본적으로 핵산(DNA와 RNA)과 단백질로 이루어진 작은 병원체입니다. 단독으로는 생물로서의 요건인 자기증식 능력이 없고, 기생해야만 자기증식을 합니다. 그래서 종종 '생물과 무생물 사이에 있는 것'이라고 표현되기도 합니다.

바이러스는 인체의 구조를 이용해서 자기증식하는 고약한 존재로, 때때로 인플루엔자 감염병, 에볼라 출혈열 등과 같은 중증 감염병과 악성 종양을 일으키기도 합니다.

한편으로 인류의 오랜 진화 과정을 보면, 인류가 바이러스로부터 계속 혜택을 받고 있다고도 할 수 있습니다. 나카야시키 히토시의 저서 《바이러스는 살아 있다》 코단샤 현대 신서(*국내에서는 《종의 기원, 바이러스》로 출간되었다)를 보면 바이러스에 관한 정말 흥미로운 이야기가 가득합니다. 저는 개인적으로 포유류의 태반 형성에 다양한 바이러스 유래 유전자가 관여하고 있다는 부분이 특히 놀라웠습니다. 만약 바이러스와의 공생이 없었다면, 태반 형성은 일어나지 않았을 것이고 포유동물의 진화는 지금과 상당히 달랐을지도 모릅니다.

바이러스 자체에 관한 연구는 아직 초기 단계입니다. 바이러스에 의한 발암 메커니즘에 대해서도 아직 밝혀지지 않은 것들 천지입니다. 발암 메커니즘이 더욱 상세히 밝혀지게 되면, 지료제 연구 역시 가속화될 것입니다.

도감 8
유방암

다양성을 실감하게 되는 암

　전립선암이나 자궁암 등은 성별 특정 장기에서 발생하는 암이므로 암에 성별 차이가 있는 것이 당연합니다. 하지만 유방암은 남녀 모두에게 발병하는 암인데도, 성별 차이가 매우 큽니다. 전체 유방암 환자 중 남성은 1% 미만을 차지합니다.

　그래도 방심하면 안 됩니다! 남성 유방암은 발견이 늦는 경향이 있어서 예후가 좋지 않습니다. 대부분의 남성 유방암은 유두 바로 밑에서 발생합니다. 남성의 유선은 미발달 상태지만, 유두 바로 아래에 소량의 유선 조직이 존재하기 때문입니다.

여성 역시, 유방암이 유두 바로 아래에서 발생하면 만져도 감지하기 어렵고 발견이 늦어지는 위치입니다. 게다가 남성은 유방암에 걸릴 가능성을 전혀 상상하지 못하기 때문에 발견이 훨씬 더 지연되는 경향이 있습니다. 그러니 가끔은 유두 바로 밑에 덩어리가 있는지 확인해 봅시다.

유방암의 특징

남성의 유방암 사례는 많지 않지만, 여성의 유방암 환자 수는 꾸준히 증가하는 추세입니다. 다른 장기의 암에 비해, 30대부터 발병률이 높아져서 어린 자녀를 둔 엄마들이 유방암에 걸리는 경우가 적지 않습니다.

유방암은 다른 장기의 암과 크게 다른 또 하나의 특징이 있습니다. 바로 만져서 확인할 수 있다는 점입니다. 조기 발견을 위해서는 자가 진단이 중요합니다. 한 달에 한 번 월경이 끝난 무렵, 유방을 만져보며 덩어리가 있는지를 확인합니다. 다만, 일부 암은 덩어리가 없거나, 자가 진단으로 감지하기 어렵기 때문에 1년에 한 번씩 유방암 검진을 받는 것이 좋습니다.

유방암 검진에는 크게 2가지 방법이 있습니다. 유방촬영술(맘모그라피)과 초음파 검사입니다. 둘 다 장단점이 있기 때문에 유방암을 발견하는 관점에서는 함께 시행하는 것이 최선이지만, 일단 하나라도 받는 것이 정말 중요합니다.

유방촬영술은 방사선을 사용한 검사이기에 일반 흉부 X선 검사나 CT 검사와 마찬가지로 미미하지만 방사선에 노출되는 단점이 있습니다.

유방을 한 쪽씩 기기 사이에 넣고 납작하게 눌러서 촬영하므로 통증이 꽤 있는 편인데, 가능한 한 조직의 중첩이 적은 상태에서 영상을 촬영하지 않으면 덩어리가 잘 보이지 않고 진단의 정확도가 떨어지기 때문입니다.

모유 수유 경험이 전혀 없는 젊은 여성은 유선이 단단해서 상당히 아플 수 있습니다. 아시아 여성들은 유선의 밀도가 높은 치밀 유방이 많은 편입니다. 통증을 참으면서 유방을 눌러 검사해도 덩어리가 잘 보이지 않는 경우가 있습니다.

그에 비해 초음파 검사는 통증이 없고, 치밀 유방도 덩어리를 감지할 수 있습니다. 다만, 검사를 수행하는 사람의 기술력과 지식이 중요합니다. 검사에 익숙하지 않으면 정확도가 달라질 수 있다는 단점이 있는 것이지요. 따라서, 유방촬영술과 초음파 검사를 모두 받는 것이 최선이라고 할 수 있습니다.

유방암의 병리 진단

유방촬영술이나 초음파 검사에서 이상이 발견되면 정밀검사를 합니다. 이것이 병리 검사에 해당합니다. 대개 초음파 관찰에서 바늘을 덩어리 부분에 삽입하여 세포와 조직을 채취합니다.

모든 암을 통틀어 병리 진단이 매우 어려운 증례 중 하나가 유방암입니다. 폐암과 마찬가지로, 형태를 관찰하는 일반 병리 진단을 시행하는 동시에 유전자 이상을 바탕으로 분자 수준에서 암의 특성을 파악하고 그 결과들을 토대로 병리 진단을 내리도록 요구됩니다.

유방암의 병리 진단이 어려운 이유는 무엇일까요?

하나는 유방암과 모양이 매우 유사한 양성 질환이 많기 때문입니다. 유선증으로 총칭하며, 여성호르몬을 비롯해 어떤 요인에 의해 유선을 구성하는 각종 세포가 불균일하게 증식하는 질환입니다. 그 자체는 그냥 두어도 상관없지만, 멍울과 통증이 생길 수 있습니다. 때로는 임상적으로나 병리학적으로도 유방암과 구별하기 어렵습니다.

또 다른 이유는 유방암 자체가 매우 다양하기 때문입니다.

앞서 분화도나 조직형에 관해서 여러 번 다뤘기 때문에, 같은 장기에도 여러 종류의 암이 있음을 알고 있으시지요? 그런데 그중에서도 유방암은 특히 다양합니다.

암에 따라 세포 형태, 퍼지는 방식 등의 특성이 크게 다르고, 증식 속도 역시 암마다 완전히 다릅니다. 수년에 걸쳐 천천히 자라는 암이 있는가 하면, 몇 개월 만에 순식간에 증식해 다른 장기로 전이되어 버리는 악성도 높은 암도 있습니다.

유방암은 크게 4가지 타입으로 나뉜다

앞서 폐암은 치료 방법이 다르므로 소세포폐암, 선암, 편평상피세포암 3가지로 분류하는 것이 중요하다고 강조했던 것 기억나시죠? 마찬가지로 유방암도 조직형에 따라 분류합니다. 그 외에, 유전자 이상을 바탕으로 분자 수준에서의 특성을 규명하는 것도 중요합니다.

유방 내 덩어리에 바늘을 삽입하여 채취한 생검 검체를 가지고 병리과 전문의가 일반적인 H&E 염색이라는 기본 염색 표본 외에, 분자 수준의 이상 유무를 확인하는 면역 염색을 함께 시행합니다. 면역 염색은 세포가 가지고 있는 단백질(=항원)에 반응하는 항체를 이용한 염색법입니다. 항원과 항체가 만나 결합했을 때만 발색하는 색소를 반응시킵니다. 색이 물들면 해당 물질이 있음(착색=양성)을 알 수 있습니다.

유방암 병리 진단의 경우, 일반 H&E 염색 외에도 에스트로겐 수용체, 프로게스테론 수용체, HER2 및 Ki-67이라는 4가지 면역 염색법을 이용하여 유방암의 성질을 면밀히 조사합니다.

에스트로겐과 프로게스테론 모두 여성호르몬입니다. 유선의 상피세포는 정상일 경우, 여성호르몬 수용체를 가지고 있습니다. 유선이 여성호르몬에 반응하기 때문에, 월경 전에 유방이 당기거나 통증을 느끼는 것입니다. 임신 중에는 여성호르몬의 농도가 극도로 높아져서 유방이 임신 전보다 2~3배 커집니다.

유방암의 서브 타입

여성호르몬 수용체

		+	−
HER2 단백질	−	루미날 타입	트리플 네거티브 타입
	+	루미날 HER2 타입	HER2 타입

＊HER2(human epidermal growth factor receptor type2) :
인간 상피세포 증식인자 수용체 2형

HER2는 세포막 단백질로 세포 증식을 조절하는 역할을 합니다. 이 단백질이 비정상적이고 과도하게 발현되는 유방암이 있습니다. Ki-67은 세포 증식 활성을 살피는 면역 염색입니다. 세포가 분열하려고 하면 양성입니다.

1,000개의 세포 중에서 양성인 세포가 몇 개인지를 세어서 백분율(%)로 표시하는 방식이 권장됩니다. 1%의 유방암과 90%의 유방암은 증식 속도가 확연히 다릅니다.

실제로 1%의 유방암부터 암세포의 90%가 양성인 유방암에 이르기까지 매우 다양한 유형의 유방암이 있습니다. 참고로 암세포 형태로 보면, 1%의 암보다 거의 90%까지 증식 속도가 높은 암일수록 일반적으로 이형이 강합니다.

유방암은 여성호르몬 수용체의 유무, HER2의 유무, Ki-67 비율의 정도에 따라 4~5개의 서브 타입으로 분류합니다. 주로 이 서브 타입을 기반으로 치료 방침을 정하고 있습니다.

서브 타입에 대해서 좀 더 알아봅시다.

●루미날(A/B) 타입(양성 여성호르몬 수용체를 가진 암)

유방암 중에서 완만하고 예후가 양호한 타입입니다. 암세포에 여성호르몬 수용체가 있다는 것은 그 성질이 정상 상피세포와 유사하다는 의미입니다. 즉, 고분화 상태를 유지하고 있으며 비교적 온순한 암세포인 경우가 많습니다.

반면, 앞서 말한 Ki-67처럼 양성 암세포 비율이 높은 루미날 타입 유방암노 있습니다. 루미날 타입이라는 유사한 특성이 있어도, 그 안에는 온순한 암부터 난폭한 암까지 모두 포함되어 있습니다.

따라서 루미날 타입에서도 Ki-67 양성 세포의 비율이 높은 지 여부(현재, 국제적인 기준이 확립되어 있지 않으며, 시설에 따라 20% 혹은 30% 등 기준이 다름)에 따라 A 타입과 B 타입으로 나뉩니다. B 타입은 A 타입에 비해 비율이 높고, 예후가 좋지 않습니다.

루미날 타입의 암은 화학요법(항암제 치료)이 효과가 없다는 성질이 있습니다. 온순한 암은 대체로 화학요법에 잘 반응하지 않습니다. 항암제는 세포가 분열할 때 효과를 발휘하기 때문에 증식 속도가 느린 암에는 효과가 없습니다.

그 대신 호르몬요법으로 치료할 수 있다는 특징이 있습니다. 여성호르몬 수용체가 양성인 암은 여성호르몬을 영양분으로 삼아 성장합니다. 이에 호르몬요법은 암세포가 여성호르몬을 섭취하는 경로를 차단하는 약물을 사용함으로써 암세포의 증식을 억제할 수 있습니다.

●HER2 타입(HER2 단백질이 양성이고 여성호르몬 수용체가 음성인 암)

HER2 단백질이 과잉인데 여성호르몬 수용체가 없는 유형을 HER2 타입이라고 합니다. HER2를 표적으로 하는 분자표적치료제 트라스투주맙(항 HER2 인간화 모노클로널 항체 약)이 등장하여 예후가 크게 개선되었습니다. 그러나 여성호르몬 수용체를 가지고 있지 않다는 의미에서는 난폭한 유형에 속하는 유방암입니다.

수술 전후에 화학요법을 실시하는 경우가 있는데, 이때 트라스투주맙을 병용하도록 권장됩니다. 여성호르몬 수용체가 없기 때문에 호르몬요법은 효과가 없습니다.

●루미날 HER2 타입

드물게, 여성호르몬 수용체와 HER2 단백질 모두에 양성인 암이 있습니다. 루미날 B 타입으로 분류되곤 합니다. A 타입에 비해 악성도가 높지만, 치료 선택지가 넓습니다. 호르몬요법 혹은 트라스투주맙을 이용한 항암제 치료를 선택할 수 있습니다.

●트리플 네거티브 타입

여성호르몬 수용체와 HER2 단백질 모두에 음성인 암입니다. Ki-67에 대해 양성으로 나오는 세포의 비율이 높고 악성도가 높은 암으로 가장 예후가 나쁩니다. 따라서 조기 치료가 매우 중요합니다. 비교적 항암제가 높은 효과를 발휘하며, 수술 전에 화학요법을 시행하여 암세포가 완전히 사라진 환자도 있었습니다! 대체로 화학요법의 효과가 매우 높으면 예후가 좋다고 합니다. 이런 유형의 환자에게는 수술 전에 화학요법이 적극적으로 권장되는 경우가 많습니다.

유방암 치료법
●수술요법

유방암은 유형에 따라서 특히 항암제의 선택이 달라진다는 것에 대해서 알게 되었습니다. 그러나 가장 중요한 치료법은 수술로 암을 완전히 제거하는 것입니다.

과거에는 유방뿐만 아니라 유방 밑에 있는 근육까지 제거하는 대수술을 시행했지만, 유방을 최대한 절제해도 재발률이 변하지 않는다는 것이 밝혀지면서 가급적 작게 절제하는 축소수술이 시행되고 있습니다. 예를 들어, 과거에는 액와 림프절(겨드랑이에 분포된 림프절)을 모두 절제했습니다(액와, 즉 겨드랑이를 도려낼 정도로). 현재는 생검으로 암에서 가장 가까운 림프절만 샘플링하고, 그곳에 암 전이가 없으면 액와 림프절을 더 이상 절제하지 않게 되었습니다. 이로써, 수술 후 환자가 심한 팔 부종으로 인해 고통받는 경우가 줄어들었습니다.

참고로 센티넬 림프절(감시 림프절: 종양세포가 원발성 종양을 떠난 후 이동하는 첫 번째 림프절 중 하나)로 암이 전이되었는지 여부는 병리과 전문의가 수술 중 신속 진단으로 판단합니다.

●수술 전 화학요법

최근, 유방암 수술 전에 화학요법을 실시하는 경우가 많아졌습니다. 암이 직경 2cm 이상이거나 림프절로 전이된 경우는 수술 전 화학요법을 적극 권장합니다. 유방이 피하에 있기 때문에 유방암은 피부를 통해 덩어리로 감지할 수 있습니다.

체내 깊숙한 곳에서 진행되는 다른 암들은 시간이 지남에 따라 화학요법의 효과를 육안으로 확인하기 어렵습니다. 이에 반해 유방암은 날이 갈수록 덩어리가 작아지는 것을 확인할 수 있습니다. 이는 환자에게도 고무적이며, 화학요법의 효과를 쉽게 판정할 수 있어서 의사에게도 큰 이점입니다.

유방암은 어디에서 발생할까?

그럼, 유방암은 어디에서 발생하는 것일까요? 여성의 유방에는 단단한 지지조직과 부드러운 지방조직의 집합체인 선엽이 있습니다. 마치 수많은 포도송이 같은 형태입니다.

유두에는 약 10개 내외의 유관이 뻗어있는데, 이 유관이 점점 갈라지다가 미세 수준에 이르면 소엽이라는 막다른 꼬리 부분에 도달합니다. 앞서 폐에서 다뤘던, 기관에서 폐포까지의 경로와 매우 유사하지요?

선엽은 현미경으로 보면 마치 잎이 무성한 나무처럼 보입니다. 꽃잎처럼 배열된 부분을 소엽, 중앙의 줄기처럼 뻗은 부분을 종말유관이라고 합니다. 이 종말유관이라는 미세유관(소엽에서 만들어진 모유가 처음 지나가는 길) 내측을 덮고 있는 상피세포에서 암이 발생합니다.

행복호르몬 옥시토신과 유선

유관과 소엽을 자세히 살펴보면 두 개의 상피세포가 배열되어 있습니다. 안쪽 부분을 유관(소엽)상피세포, 바깥 부분을 근상피세포라고 합니다.

유방의 해부도

◆ 유방의 단면도

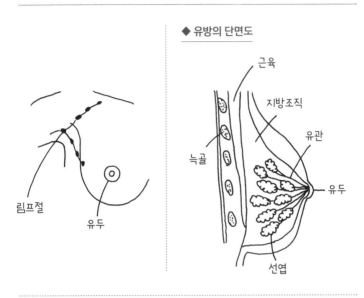

근육

지방조직

유관

유두

늑골

림프절

유두

선엽

◆ 선엽 하나를 분석

확대도

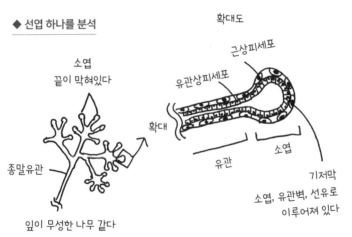

소엽
끝이 막혀있다

근상피세포

유관상피세포

확대

확대

종말유관

유관

소엽

잎이 무성한 나무 같다

기저막
소엽, 유관벽, 선유로
이루어져 있다

유방암 타입에서 다뤘듯이, 유관상피세포에는 여성호르몬에 대한 수용체와 유즙 분비 호르몬인 프로락틴에 대한 수용체가 있습니다. 바깥 부분인 근상피세포에는 옥시토신에 대한 수용체가 있습니다.

임신 중에는 태반에서 에스트로겐과 프로게스테론이 분비되면서 유방이 발달하는 반면, 프로락틴의 작용은 억제됩니다. 반대로 출산 후에는 에스트로겐과 프로게스테론의 농도가 급격히 감소하면서 프로락틴의 기능에 대한 억제가 사라지므로 유즙이 분비됩니다.

모유 수유 경험이 있는 여성은 다들 아시겠지만, 아기는 입이 유두에 닿으면 자동으로 빨고, 엄마는 유방 전체가 꽉 조이는 것처럼 아프지요. 이를 빨기 반사라고 합니다.

뇌와 인접한 부분에는 뇌하수체라는 작은 기관이 있습니다. 아기가 엄마의 유두를 빨면, 자극이 신경을 통해 뇌하수체의 후엽으로 전달되고 옥시토신이 분비됩니다.

분비된 옥시토신은 근상피세포에 있는 옥시토신 수용체에 결합하고, 근상피세포들이 일제히 수축하면서 유관벽이 수축됩니다. 그 결과 유관과 소엽에 저장되어 있던 모유가 단번에 유두를 향하는 굵은 유관으로 방출됩니다. 즉, 프로락틴은 모유의 생성을 돕는 호르몬이고, 옥시토신은 모유의 배출을 돕는 호르몬입니다.

옥시토신은 출산한 산모의 자궁 근육에도 영향을 미칩니다. 산모의 자궁 근육에도 옥시토신 수용체가 있기 때문입니다. 신생아에게 수유를 하면 자궁 근육도 수축합니다. 자궁을 원래의 크기와 형태로 수축시키려는 것입니다. 이때 배에 생기는 통증을 산후통(후진통, 훗배앓이)이라고 합니다. 수유를 하면 자궁이 원래 상태로 회복하는 속도가 빨라지다니, 인체의 메커니즘은 정말 훌륭합니다!

엄마가 아기를 품에 안고 수유를 하면, 엄마의 가슴 주변 체온이 상승하는데 이것도 옥시토신의 작용입니다. 옥시토신은 누군가와 접촉하여 편안함을 느끼고 싶은 마음이 일게 하므로 '사랑과 행복의 호르몬'이라고도 불립니다.

참고로 저는 병리과 전문의로서 '아! 지금 근상피세포가 일제히 수축하고 있구나'라고 세포를 상상하면서 모유 수유를 했답니다.

유방암은 다양한 방식으로 퍼진다

종말유관에서 발생한 암은 처음에는 유관 안에 머물러 있는 상태입니다. 유관 안에는 림프관이나 혈관이 없기 때문에 암세포가 유관 안에만 있으면 전이되지 않고 전신으로 퍼지는 경우도 거의 없습니다.

이런 상태의 암을 비침윤성 유관암이라고 합니다. 유관벽을

유방암의 발생 메커니즘

1. 정상적인 종말유관

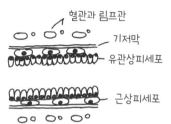

혈관과 림프관

기저막

유관상피세포

근상피세포

2. 암이 발생하다

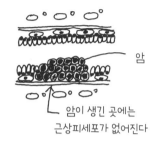

암

암이 생긴 곳에는
근상피세포가 없어진다

3. 비침윤성 유관암

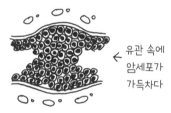

유관 속에
암세포가
가득차다

4 . 어느 날, 기저막이 파괴되다

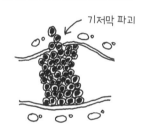

기저막 파괴

5. 침윤성 유관암

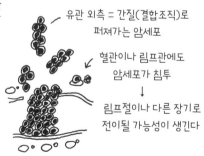

유관 외측 = 간질(결합조직)로
퍼져가는 암세포

혈관이나 림프관에도
암세포가 침투
↓
림프절이나 다른 장기로
전이될 가능성이 생긴다

뚫고 주변 지지조직으로 확산되지 않으며(비침윤성), 유관 안에만 머무는 암(유관암)이라는 뜻입니다. 이 상태의 암은 매우 초기 암입니다.

그런데 암은 어떻게 확산되는 것일까요?

사실, 이 또한 개인차가 매우 큽니다. 유관을 뚫고 나와 주변 지지조직으로 순식간에 퍼지는 암(침윤성 유관암)이 있는가 하면, 계속 유관 안에 머물면서 유관이 성장하는 방향으로 퍼지는 소극적인 암도 있습니다. 일러스트('암이 퍼지는 패턴')를 보면 다양한 패턴을 확인할 수 있습니다.

가장 흔한 타입은 A와 D 타입입니다. 이런 타입의 암은 한 곳에 머물러 있기 때문에 유방을 온전히 보존하면서 암 부분을 제거하는 것이 가능합니다.

주목해야 할 것은 C 타입입니다. 이 암은 유관 안에 머물러 있고 전이 가능성이 없는 매우 초기 암이지만, 유방 하반부 전체에 암이 확산되어 있습니다. 이렇게까지 퍼진 암은 조기암이어도 부분 절제가 어렵기 때문에 유방 전체를 완전히 적출해야 합니다.

이와 같이, 암의 확산 크기와 진행 상태가 반드시 일치하지 않는다는 점이 유방암의 가장 큰 특징이라고 할 수 있습니다. C 타입의 암은 전체 유방 절제술이 필요하지만, 수술로 거의 100% 완치될 수 있습니다.

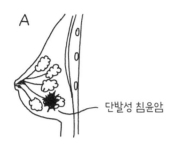

A 단발성 침윤암

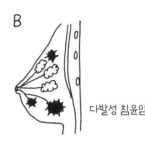

B 다발성 침윤암

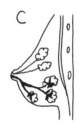

C 비침윤성암

침윤하지 않고
유관 안에서
퍼지는 암

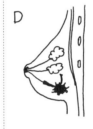

D 단발성 침윤암이
주변 유관으로
퍼지는 타입

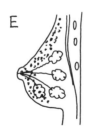

E 응어리를 만들지 않으면서도
전체로 퍼지는 타입

왜냐하면 모든 암이 유관 안에만 머물러 있어서 전이될 가능성이 없기 때문입니다. 암이 10cm 정도 퍼졌어도 아주 초기 암으로 판단합니다.

가장 나쁜 유형의 암은 E 타입입니다. 이런 유형은 암세포가 덩어리를 형성하지 않고 주로 피하 림프관을 통해 확산되며, 높은 확률로 림프절로 전이되어 전신으로 퍼질 가능성이 높습니다. 유방이 전체적으로 붉게 부어오르는 경우가 많아서 염증성 유방암으로 알려져 있습니다. 때로는 유선염으로 오인될 수도 있는 무서운 유형의 암입니다.

유방암 치료의 미래

다른 암 치료와 마찬가지로 유방암 역시 유전자 이상에 관한 해석이 진행되어 꾸준히 신약이 개발될 것입니다. 하지만 다른 시각에서 생각해 봐야 할 부분도 있습니다.

다른 암도 마찬가지지만, 개별 환자의 가치관입니다. 유방에 메스를 대는 것은 여성에게 있어 매우 괴로운 일입니다. 유방을 수술해야 하는 상황을 고통스러워하는 환자도 있고, 어린 자녀가 있어서 완치를 위해 적극적인 치료를 희망하는 환자도 있습니다. 아무리 의료 기술이 발전하더라도 우리 의사들은 환자 한명 한명의 상황을 충분히 고려한 의료를 제공하기 위해 노력하는 것이 무엇보다 중요합니다.

자궁경부암(자궁경암)

의외로 똑똑한 인유두종 바이러스

　대표적 바이러스성 발암인 자궁경부암과 인유두종 바이러스
HPV: Human Papillomavirus 에 대해서 알아봅시다. 인유두종 바이러스는
고리 형태의 이중가닥 DNA를 가진 바이러스로 100가지 이상
의 종류가 있습니다. 크게 저위험군과 고위험군으로 나뉩니다.
　저위험 HPV는 피부에 단지 양성 사마귀를 만드는 바이러스
지만, 고위험 HPV는 감염된 부위에 자궁경부암을 비롯한 암
을 일으키는 고약하고 위험한 바이러스입니다.

여성을 괴롭히는 무서운 병

자궁경부암은 기원전부터 여성을 공격하는 무서운 질병으로 이미 알려져 있었던 것 같습니다. 기원전 4세기 히포크라테스에 의해 보고된 기록도 남아 있습니다.

19세기에 이르러, 이탈리아 의사 도메니코 리고니 스테른은 베로나시의 사망 기록을 바탕으로 역학 조사를 실시했습니다. 그리고 '수녀를 포함하여 미혼 여성은 자궁경부암으로 인한 사망률이 낮아 보인다'는 결과를 보고합니다. 자궁경부암과 성관계의 관련성을 매우 예리하게 밝혀낸 것이지요.

20세기, 독일의 바이러스 학자 하랄트 추어 하우젠Harald zur Hausen, 1936년 3월 11일~은 성기 혹은 항문 주위에 사마귀처럼 자라는 첨형 콘딜로마 피부 질환과 자궁경부암 모두에서 HPV 감염이 관찰되었다고 보고합니다.

이후 HPV 감염이 자궁경부암을 일으키는 과정이 확인되었고, 이러한 연구는 HPV 백신 개발로 이어졌습니다.

추어 하우젠은 HIV 바이러스를 발견한 또 다른 두 명의 연구자들(프랑스의 프랑수아즈 바레시누지, 뤼크 몽타니에는 후천성 면역 결핍증을 일으키는 HIV를 발견한 공로를 인정받았다)과 함께 2008년에 노벨 생리의학상을 받았습니다.

예방 접종과 건강 검진 및 검사

HPV 백신은 2006년 6월 세계 최초로 미국식품의약국(FDA)의 승인을 받았으며, 성관계 경험이 없는 젊은 여성을 대상으로 한 예방 접종이 세계적으로 허용되었습니다. 한국과 일본에서는 자궁경부암 환자가 증가추세를 보이고 있습니다. 특히, 젊은 여성을 중심으로 자궁경부암과 자궁경부 전암성 병변이 증가했습니다.

대부분의 자궁경부암은 HPV의 지속적 감염에 의한 전암성 병변을 통해 암으로 발전하는 것으로 알려져 있습니다. 백신 접종 여부는 개인의 의사에 달려있지만, 조기 발견과 조기 치료가 중요합니다. 따라서 성관계 경험이 있는 여성은 정기적으로 자궁경부암 검진을 받아야 합니다.

드물게 HPV 감염과 관련 없는 유형의 자궁경부암도 있으며, 이 경우에도 세포 진단 검사로 조기에 발견할 수 있습니다. 자궁경부암 검진이란, 자궁경부 점막을 면봉으로 문질러 슬라이드 글라스에 도포하는 세포 진단 검사입니다. 통증이 없고 비교적 간단한 검사이므로 일 년에 한 번 정도는 받으시길 권합니다. 저는 병리과 전문의로서 "자궁경부암 세포 진단 검사는 정말 유용합니다!"라고 소리 높여 외치고 싶습니다.

한 가지 강조하고 싶은 것이 있습니다. HPV에 감염된 모든 사람이 자궁경부암에 걸리는 것은 아닙니다!

자궁경부암의 세포 진단 검사

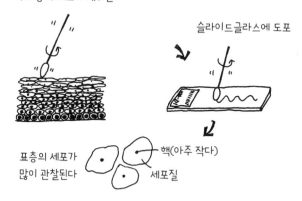

면봉으로 표면을 문지르면 위에서부터
여러 층의 세포가 채취된다

슬라이드글라스에 도포

표층의 세포가
많이 관찰된다

핵(아주 작다)

세포질

HPV 자체는 매우 흔한 바이러스입니다. 따라서 환자의 생활 습관 문제로 감염되었다는 차별적인 견해는 지양하시길 바랍니다.

다른 모든 암과 마찬가지로, 우리는 여전히 암에 걸리는 이유에 대한 세부 사항을 모릅니다. 발암과 관련된 다른 바이러스가 있을지도 모릅니다. 현재 상황은 암에 걸리는 것은 우연히 일어난 것이라고 말할 수밖에 없습니다. 아무쪼록 환자가 너무 자책하거나 책망받는 일이 없었으면 합니다.

인유두종 바이러스 지속 감염에서 발암으로

HPV 감염은 무증상이며 대부분의 여성은 감염 사실을 깨닫지 못한 채 회복됩니다. 여성의 생애에서 HPV 감염 빈도는 80% 이상이라고 알려져 있습니다. 그래서 많은 여성이 자궁경부암에 걸릴 위험이 있다는 것입니다.

면역력 저하 등의 원인으로 감염이 지속되면 약 10%의 여성에게 전암성 병변(상피내 병변)이 발생하는데, 이 중 상당수가 자연 치유됩니다. 암으로 진행되는 사람은 1,000명 중 1명 정도로 추정됩니다.

HPV 감염이 지속되는 이유는 무엇일까요?

감염된 세포를 파괴하는 인플루엔자 바이러스 등과 달리 세포 속에서 침묵하고 있기 때문입니다. 그것이 혈액 속으로 흘러 들어가면, 경계 중이던 백혈구에 의해 발견됩니다.

그런데 HPV는 면역 체계를 자극하지 않는 수준으로 천천히 증식하며 바이러스 입자를 피부와 점막 외부로 방출합니다. 즉, 숙주인 인간에게 계속 감염되고 있다는 사실을 알리지 않은 채, 다른 인간을 감염시킬 힘을 가지고 있는 것이지요. 꽤 똑똑한 녀석입니다.

다만, HPV에는 다양한 종류가 있으며, 앞서 언급한 바와 같이 고위험 HPV는 고약한 존재입니다. 감염 중에 바이러스 유전자가 세포 증식을 조절하는 인간 세포의 유전자 속에 통합

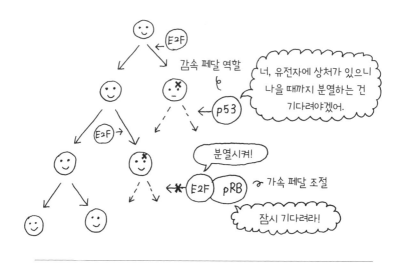

되어 버립니다. 그 결과 세포 증식 단백질의 정상적인 기능이 차단되고 세포가 암화합니다. 이때 전암성 병변이라는 상태를 거치게 되는데, 이때 완치되는 환자도 있고, 암으로 진행되는 환자도 있습니다. 그 이유에 관해서는 다양한 이론이 존재합니다.

약간 전문적인 내용이지만, 고위험 HPV는 E6, E7이라는 단백질을 가지고 있습니다. 이것들이 인간 세포에 존재하는 증식 조절 단백질 p53, pRB에 각각 결합합니다.

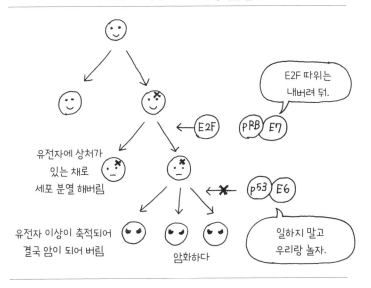

E7과 결합한 pRB는 세포 증식 스위치인 E2F와 결합할 수 없고, 기능을 멈출 수 없게 되어 세포 증식 스위치가 켜진 채로 있게 됩니다. 한편, E6가 p53과 결합하면 p53이 제대로 기능하지 못하고, 세포 증식을 멈추는 스위치가 망가지게 됩니다.

가속 페달을 밟고 있는 상태에서 감속 페달이 망가진 자동차처럼 자궁경부 세포는 유전자 이상을 복구하지 못한 채 증식하며 점차 암화합니다.

자궁경부암과 전암성 병변의 형태

자궁경부의 세포 진단 검사는 HPV에 오랫동안 계속 감염된 세포의 특성을 잘 관찰할 수 있습니다. 면봉으로 자궁경부 점막 전체에서 세포를 채취하기 때문에 비정상 세포를 검출할 확률이 높습니다. 자궁경부암을 예방하기 위해서는 HPV에 오랫동안 감염되었는지, 전암성 병변이 발생했는지를 조기에 발견하는 것이 매우 중요합니다.

세포 진단 검사로 확인할 수 있는 자궁경부 세포의 형태를 알아봅시다. 일러스트('세포 진단 검사로 본 HPV 감염세포')를 참고해 주세요.

정상적인 자궁경부 세포는 편평상피세포로 얇고 편평한 형상의 세포입니다. 중심부에서 핵을 관찰할 수 있고, 표층으로 갈수록 핵의 크기가 작아집니다. 핵과 세포질의 크기 차이를 잘 기억해 주세요.

세포가 HPV에 감염되면 코일로사이토시스koilocytosis 라는 특징적인 세포 형태가 관찰됩니다. 핵이 커지고 일그러지며 핵 주변이 하얗게 바랜 듯한 형상이 됩니다. 때로는 핵이 하나 이상이기도 합니다. 이 상태가 지속되면 점차 HPV 유전자가 인간 세포에 통합되어 세포 증식에 영향을 미칩니다.

처음은 경도 편평상피내 병변 상태입니다. 일부 세포에서는 핵이 커지거나 일그러진 이형이 출현합니다. 이 단계에서는

세포 진단 검사로 본 HPV 감염세포

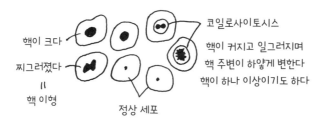

경도 편평상피내 병변 LSIL	**+**	HPV 감염세포 코일로사이토시스

가벼운 정도의 핵 이형을 보이는 표층의 세포와
코일로사이토시스가 섞여서 관찰된다

핵이 크다

찌그러졌다

=

핵 이형

정상 세포

코일로사이토시스

핵이 커지고 일그러지며
핵 주변이 하얗게 변한다
핵이 하나 이상이기도 하다

자연 치유될 수도 있으므로 경과를 관찰하며 상태를 지켜봅니다.

그러나 병이 진행될수록 고도 편평상피내 병변 상태가 되고, 나아가 핵이 커진 소형 세포가 많이 나타납니다. 세포질에 대한 핵의 비율은 정상과 크게 다르며, 핵이 세포질에 비해 넓은 면적을 차지합니다. 이는 암에 가까운 상태로, 일단 이 지점에 도달하면 치료가 필요합니다. 방치하면, 결국 자궁경부암으로 진행됩니다. HPV는 자궁경부의 편평상피세포를 감염시키는 경우가 많아서 대부분의 조직형은 편평상피세포암종입니다.

◆ 고도 편평상피내 병변(HSIL)

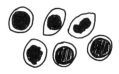

소형으로 핵이 아주 큰
이형세포

→ 치료가 필요
자궁경부 원추절제술

◆ 침윤성 편평상피세포암(SCC)

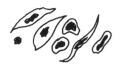

fiber cell이라고 불리는 방추형의
이형세포 출현

→ 좀 더 큰 수술이 필요

드물게 선암이나 기타 특이한 조직형 암이 발생하는 경우도 있습니다. HPV 감염과 관련 없을 수도 있지만, 이는 특이한 조직형인 경우가 많습니다.

자궁경부암과 전암성 병변의 치료법

전암성 병변의 경우는 그 정도에 따라 경과를 관찰하면서 상태를 지켜보는 경우가 많지만, 암에 가까운 상태가 되면 치료가 필요해집니다. 외과적 수술이 기본이지만, 전암성 병변

단계에서 발견되면 자궁경부만 절제하는 원추절제술을 시행하는 경우가 많습니다. 병변부만 국소적으로 절제하기 때문에, 신체에 가해지는 부담이 적습니다.

그러나 자궁경부암으로 진행되면 치료를 위해서 큰 수술을 해야 합니다. 자궁뿐만 아니라 난소, 난관, 림프절 등을 절제하게 됩니다. 자궁경부암이 발병하는 연령은 상대적으로 젊고, 일부 환자는 임신을 원할 수도 있습니다. 그런 점을 감안하면, 처음에 강조했던 것처럼 조기 발견, 조기 치료가 매우 중요합니다.

도감 10

간암(간세포암)

딱딱해지면 암이 된다

간은 우측 상복부에 위치한 매우 큰 장기입니다. 평균 무게
는 남성이 약 1,500g, 여성이 1,300g으로 체중의 약 1/40에 해
당합니다. 매우 많은 기능을 수행하면서도, '침묵의 장기'라고
불리듯이 아주 녹초가 되어도 별 증상을 일으키지 않습니다.
사람에 비유하면, 다재다능하고 인내심이 상한 능력자입니다.

간이 하는 일

간세포의 역할은 무엇일까요?

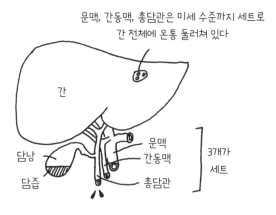

문맥, 간동맥, 총담관은 미세 수준까지 세트로
간 전체에 온통 둘러쳐 있다

간

담낭

담즙

문맥
간동맥

총담관

3개가
세트

간의 주된 일은 대사입니다. 대사란 음식물 등으로 섭취한 물질을 생명 활동에 필요한 분자로 변환하여 사용하거나 저장하는 작용입니다. 한편, 대사에 더 이상 필요하지 않은 물질을 배출하는 기능도 포함됩니다. 간이 대사의 대부분을 담당한다고 해도 과언이 아닙니다.

3대 영양소인 당·지질·단백질 대사 및 비타민과 철분 저장, 독성 물질 배출 등을 담당합니다. 게다가 소화액 중 하나인 담즙도 만듭니다. 정말 부지런한 장기입니다.

◆ 간소엽

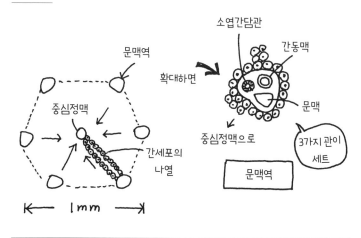

간의 구조

간에는 문맥, 간동맥, 총담관이라는 세 개의 큰 관이 있습니다. 문맥은 장관에서 흡수된 대사 물질을 주로 운반하는 정맥이고, 간동맥은 간세포에 산소를 공급하는 동맥이며, 총담관은 간세포에서 만든 담즙을 십이지장으로 보내는 관입니다.

미시적 차원에서 보면, 간은 지름 1mm 정도의 육각형(실제 현미경으로 보면 정육각형은 아니지만…) 구조인 '간소엽'들로 이루어져 있습니다. 문맥, 간동맥, 담관 세트는 문맥역에 존재합니다.

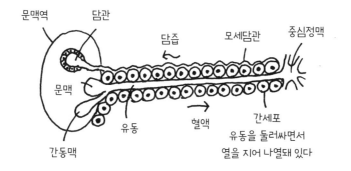

문맥역은 간소엽 육각형 주변에 비교적 고른 간격으로 분포되어 있습니다. 문맥역 밖으로 나간 문맥과 간동맥은 '유동'이라는 모세혈관이 됩니다. 유동과 간세포는 서로 접해 있어서 유동을 흐르는 혈액과 간세포 간의 물질교환이 용이합니다.

그럼, 유동과 접하지 않은 간세포들은 어떻게 역할을 수행할까요? 간세포들 간의 틈새에는 미세 수준의 모세담관이 존재합니다. 간세포에서 생산된 담즙은 모세담관으로 흘러 들어가고 문맥역의 소엽간담관으로 이동합니다.

유동은 간소엽 중심부를 향해 주행하고 있습니다. 간소엽의 중심부에는 중심정맥이 존재하는데, 간세포와의 물질교환을 마친 혈액이 이곳을 흐릅니다. 간세포가 간에서 열심히 일하고 충분히 능력을 발휘할 수 있도록 치밀한 구조를 형성하고 지원하는 유동과 모세담관, 실로 놀랍습니다.

간세포암, 간내담관암, 전이성 간암

국제암연구소에 따르면, 전 세계적으로 암 사망 원인 5위 안에 들 정도로 발생 빈도가 높은 것이 간암입니다.

간암은 크게 2가지 유형으로 나뉩니다. 하나는 간세포에서 발생하는 간세포암이고, 다른 하나는 담관을 구성하고 있는 담관상피에서 발생하는 간내담관암(담관세포암)입니다.

간은 혈관이 매우 많은 장기이므로 다른 장기에서 발생하여 혈관으로 들어간 암세포가 혈류를 타고 간으로 전이되는 경우도 많습니다. 이를 전이성 간암이라고 합니다. 간에서 종양이 발생하면 원발성인지, 전이성인지를 항상 고려해야 합니다.

그런데 전이성 암은 암 사망 통계에 포함되지 않습니다.

대장암은 간으로 전이되는 암의 일종입니다. 진행성 대장암 환자는 수술 후에도 CT 검사 등을 통해 간(또는 폐)으로의 전이 여부를 정기적으로 확인해야 합니다.

간세포암의 원인은 염증

간암 중에서도 간세포암에 관해서 집중적으로 살펴봅시다.

간세포암의 직접적인 원인은 다른 암과 마찬가지로 유전자 이상입니다. 유전자 이상을 일으켜 암의 간접적인 위험 인자가 된다고 알려진 것이 바로 염증입니다.

염증을 초래하는 원인으로, 바이러스 감염과 지질 같은 대사산물을 꼽을 수 있습니다. 이러한 이유로 만성 간염이 암 발병 위험을 증가시킨다고 보는 것입니다. 다만, 만성 간염이 없음에도 간암이 발병하기도 하는데, 그 원인은 정확히 알려지지 않았습니다.

간염을 일으키는 바이러스를 간염 바이러스라고 하며 여러 종류가 있습니다. 급성 간염을 일으키는 경향이 있는 바이러스, 만성 간염으로 염증이 지속되는 바이러스 등 특성이 제각각입니다.

이 중 C형 간염 바이러스는 암 유발 빈도가 가장 높습니다. C형 간염 바이러스는 바이러스에 오염된 혈액으로 만들어진 혈액제제 외에도 주삿바늘, 메스 등의 의료 기구를 통해 전파되는 경우가 많다고 알려져 있습니다.

최근에 제조되는 혈액제제는 바이러스 검사의 정확도가 높아져 안전하다고 하지만, 1994년 이전에 제조된 혈액제제는 바이러스 검사가 충분하지 않을 수 있습니다.

또한, 오염된 주삿바늘이나 메스에 의해 상처를 입으면 감염될 위험이 높으므로 실수로라도 이런 일이 발생하지 않도록 의료 종사자들의 각별한 주의가 필요합니다.

C형 간염 바이러스에 감염되면 어떤 일이 일어날까요?

A형, B형 간염은 감염 직후, 급성 간염을 일으키는 경우가 많지만, C형 간염은 별다른 증상이 없어 자각하지 못하는 경우가 많습니다. 60~80%의 환자들이 그 상태로 치유되지 않고, 자신도 모르게 만성화되어 만성 간염 상태가 됩니다.

만성 간염은 병증이 상당히 진행될 때까지 별다른 증상을 보이지 않기 때문에 '피곤하고 나른하다' 정도의 가벼운 증상으로 서서히 진행됩니다.

만성 간염 환자의 20~30%는 20년 후에 간경변증이 발생합니다. 통계에 따르면, 일단 간경변으로 진전되면 연평균 약 7% 정도의 빈도로 간암이 발병합니다.

간염 바이러스 외에, 최근 문제가 되는 것은 바로 지방성 간염입니다. 생활습관병이 원인이라고 알려져 있으며, 간에 다량의 지방이 축적되어(지방간) 만성 간염을 일으키는 것입니다. 조직병리학적으로는 지방성 간염의 형태가 알코올성 간염과 유사하여 현미경으로 관찰해도 구별하기 어렵습니다.

간경변으로 진행되는 과정

◆ 정상적인 간 조직

형태가 정돈된 간소엽

◆ C형 만성 간염

간소엽의 형태는 유지하고 있다

결국!

◆ 간섬유증

간소엽이 비뚤어지다

◆ 간경변

간소엽의 구조가 완전히
무너졌다

간경변이란?

만성 간염을 치료하지 않고 방치하면 간경변으로 이어집니다.

간경변이 생기는 과정을 밝혀 봅시다. 어떤 이유로 인해 염증이 발생하면 백혈구가 조직의 한곳에 모입니다. 백혈구가 혈관 밖으로 나와 뭉치는 상황이 염증입니다.

백혈구는 종류에 따라, 병원균을 죽이거나 병원균에 대한 항체를 만듭니다. 다만, 병원균을 죽일 때 주변 세포도 함께 손상됩니다. 염증이 가라앉으면(모였던 백혈구가 사라진 후), 그 조직 부위는 전쟁터의 상흔이 연상될 만큼 손상되어 있습니다.

이때 손상된 부위를 복구하기 위해서 섬유아세포가 등장합니다. 이 세포는 교원섬유라는 딱딱한 섬유로 변합니다. 이런 상황을 반복하는 것이 만성 염증입니다. 염증이 발생하고 가라앉기를 반복할 때마다 항상 섬유아세포가 동원되고 결과적으로 그 부위는 교원섬유 투성이가 되는 것이지요. 이 현상을 섬유화라고 합니다.

만성 간염이 발생하면, 염증 부위의 간세포가 괴사하고 그 부위에 섬유화가 일어납니다. C형 간염에 의한 만성 간염은 주로 문맥역을 중심으로 염증이 발생합니다. 염증은 문맥역 주변의 간세포를 손상시키고, 간세포가 죽은 뒤에는 섬유화가 일어납니다.

육안으로 본 간경변의 간

◆ 정상적인 간

표면이 매끈매끈하다

끝부분도 깔끔!

◆ 간경변

전체적으로 작다

울퉁불퉁하고 딱딱함

끝부분도 울퉁불퉁

혈액 공급이 막히거나 정맥류가 일어난다,

염증이 반복되면서 간세포는 소실되고, 문맥역을 중심으로 섬유화가 빠르게 진행됩니다. 반복된 염증과 섬유화는 간소엽의 규칙적인 구조를 왜곡시킵니다. 이는 교원섬유가 간세포보다 단단하고 조밀한 구조를 취하기 때문에, 해당 부위의 부피가 줄어들기 때문입니다. 섬유화가 일어난 부분은 딱딱하게 수축하면서 주변의 기존 조직을 끌어당기고 구조를 일그러뜨려 갑니다. 그리고 마침내 간 전체가 울퉁불퉁하고 딱딱하게 오그라든 상태, 즉 간경변이 되는 것입니다.

간세포암 병리 조직

간세포암도 분화도에 따라 고분화형, 중분화형, 저분화형, 미분화형으로 분류됩니다.

고분화형 간세포암은 모양과 배열이 원래의 간세포와 유사하여 병리 진단이 어려울 수 있습니다. '핵이 조금 커졌나?' 싶을 정도의 경미한 이형만 보이는 경우도 있기 때문입니다. 게다가 담즙을 생산하는 간세포암도 존재합니다.

반면, 미분화형 간세포암은 자신이 본래 간세포였다는 것을 완전히 잊은 종양세포가 되기 때문에, 원래의 간세포와 전혀 다르고 행동도 난폭합니다.

간세포암 치료

간세포암 치료 방법에 관해 설명하기 전에, 예방법에 대해서 잠시 이야기하겠습니다. 간세포암을 예방하기 위해서는 만성 간염의 상태를 줄이고, 간경변을 예방해야 합니다. 그러기 위해서는 만성 간염을 치료하는 것이 중요합니다.

지금까지는 주사제인 인터페론요법이 C형 간염의 주요 치료제였으나, 최근에는 효과가 높은 항바이러스제가 등장하면서 경구 복용으로 체내 바이러스를 쉽게 제거할 수 있게 되었습니다. 그러나 간경변과 그 전 단계인 간섬유증처럼 섬유화가 일단 심하게 진행된 간은 원상복구 되지 않습니다.

간세포암의 형태

◆ 고분화형 간세포암

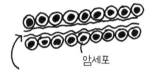

암세포

유동을 닮은 암세포에 영양을
공급하는 이상한 혈관

쓱 보면 정상과 비슷하고
'핵이 좀 커 보이는데?'
정도로 느껴짐

◆ 미분화형 간세포암

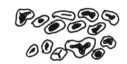

'정말 간세포였나?'라고
생각될 정도로 강한 이형

'카오스'로 느껴질 정도

바이러스를 제거할 수 있다고 해도 발암 위험이 완전히 사라지는 것은 아니므로 조기 발견을 위해 정기적으로 검사를 받는 것이 여전히 중요합니다.

그럼, 치료법에 대해서 본격적으로 설명하겠습니다.

간세포암 환자의 간은 만성 간염이나 간경변 상태를 보이는 경우가 적지 않습니다. 간은 신진대사를 도맡아 담당하는 중요 장기입니다. 따라서 간 기능이 현저하게 저하되는 간경변은 생명을 위협할 수 있는 심각한 질환입니다.

간세포암 치료에 있어서 반드시 고려해야 할 것 중 하나는 간 기능이 얼마나 정상적인지입니다. 또한, 간세포암은 여러 개가 다발할 수 있어서 그 수와 위치 등에 따라 진행기 분류가 정해져 있습니다. 따라서 간세포암을 치료하기 위해서는 간세포암의 진행기 분류와 환자의 간 기능 상태(간기능 예비력)를 모두 고려할 필요가 있습니다.

작고 단발적인 조기 간세포암의 경우는 수술 또는 고주파 열치료술(RFA)을 선택합니다. 고주파 열치료술은 체외에서 바늘을 삽입한 후, 전류를 흘리고 바늘 끝에 고주파 열을 발생시켜서 암세포를 소각해 사멸시키는 시술입니다. 수술보다 환자의 부담이 적습니다.

수술은 종양이 있는 부위를 부분적으로 절제하는 방법 외에, 생체 간 이식, 즉 간을 완전히 적출하고 기증자의 간을 이식하는 방법이 선택되기도 합니다.

다발성, 진행성(조금 진행된 정도일 때) 암의 경우, 색전요법이 선택되는 경우가 많습니다. 여러 종류가 있지만, 암세포에 영양분을 공급하는 간동맥을 색전시켜서(혈관을 막음) 암세포를 사멸하는 방법입니다. 현재는 색전술 재료에 항암제를 포함하는 방법이 주로 사용됩니다. 동맥에 카테터를 삽입하는 치료이기 때문에 수술처럼 개복하지 않아도 됩니다.

이미 병증이 상당히 진행되었거나 간 기능 예비력이 저하되어 수술이나 다른 치료가 어려운 경우에는 분자표적치료제를 이용한 약물요법이 시행되기도 합니다.

자, 지금까지 대표적인 10가지 암에 대해 모두 알아보았습니다. 어떠셨나요?

각각의 암은 완전히 다른 특징을 가지고 있기도 하고, 또 한편으로 장기가 달라도 암의 특징은 유사하다는 점을 알게 되었을 것입니다.

다음 장에서는 암에 대한 전반적인 이야기로 복습해 봅시다.

도감 11

암은 언제, 어디에 생길까?

어디든 생기는 수많은 암

암이 생길 수 있는 장소는 무수히 많다

드디어 마지막 장에 도달했습니다. 사실, 마지막 장에서는 개별 주제로 다루지 않은 다양한 암에 관해 소개하려고 했었습니다. 그런데 막상 시작하려고 하니, 난소암, 자궁체부암, 전립선암, 고환암, 신장암, 방광암, 갑상선암, 침샘암, 흉선암, 식도암, 구강암, 뼈암, 피부암 등등 너무 많아서 어디서부터 어떻게 얼마나 설명해야 할지 막막했습니다. 게다가 어린아이에게만 발생하는 악성 종양도 있습니다.

하나씩 간략하게 설명해 볼까도 생각해봤지만, '간략'이란, 도대체 어느 정도를 말하는 것인지 애매하고, 어중간한 설명으로는 각종 암을 제대로 알려드리지 못할 것 같아서 걱정되더군요. '그렇다면 속편을 출간해야 하는 건가?'라는 고민도 생겼습니다.

여하튼 제가 예로든 병명만 봐도 아시다시피, 암은 우리 몸 어디에서나 발생할 수 있습니다. 병리과 전문의인 저조차도 도대체 얼마나 많은 유형의 암이 존재하는지 알 수 없습니다.

다만, 미니 병리학 강의에서 말씀드렸다시피, 병리 진단은 종양의 위치와 관계없이 세포의 모양을 판단하는 것에서 시작합니다. 이때 조직형(병명)은 항상 이형과 분화도에 따라 결정됩니다. 최근에는 유전자 이상의 특징까지 종합하여 최종 병리 진단을 하고 치료 방법을 선택하고 있습니다.

암은 언제, 어떤 타이밍에 생길까?

암은 후천적 유전자 이상에 의해 발생하는 것으로 정의되지만, 후천적 유전자 이상의 정도와 발생 시기 및 원인에 대한 자세한 사항은 알려지지 않았습니다.

유전자 이상 외에도 환경적 원인이나 후성유전학 이상(앞서 대담 코너에 등장한 나카노 토오루 박사의 전문 분야이다)도 관련되어 있기 때문에 매우 복잡합니다.

사실, 소소한 유전자 이상은 매일 발생하지만, 유전자 자체가 이를 복구하고, 면역 체계가 작용하여 암세포의 성장을 막고 있습니다.

그러나 세포가 노화함에 따라 소소한 유전자 이상이 축적되고 빈도가 증가하며, 복구 메커니즘이 제대로 작동하지 않아서 면역 체계가 약해집니다. 이러한 세포 노화가 원인이 되어 노년기에 암에 더 취약해지는 것입니다.

흡연, 음주, 생활습관병 등은 세포 노화를 앞당기므로 암의 간접적인 원인이 됩니다. 그러나 술을 많이 마시거나, 폭식, 흡연을 하는 사람 모두가 암에 걸리는 것은 아닙니다. 때로는 생활 습관에 주의하고 있었음에도 뜻하지 않게 암에 걸릴 수도 있습니다.

자궁경부암과 간암에서 바이러스가 발암에 관여한다고 설명했지만, 이 역시 바이러스에 감염되었다고 모두 암에 걸리는 것도 아닙니다.

많은 소아종양에서 명확하게 식별 가능한 유진자 이상이 발견되고 있음에도, 도대체 왜 세포가 노화하지 않은 어린 아이에게 유전자 이상이 발생했는지, 그 원인이 불분명한 경우도 적지 않습니다.

암에 걸리면 '내가 무엇을 잘못했을까?'라며 과거의 행동에서 원인을 찾으려는 경향이 있습니다.

최근에는 린치증후군처럼 유전적으로 암이 생기기 쉬운 사람이 있다는 것을 알게 되었습니다만, '어째서 그 타이밍에 그 암이 되었을까?'에 관해서는 밝혀지지 않은 경우가 많습니다.

자궁경부암에서 잠시 말씀드렸는데, 감염성 질환을 동반한 암에 걸린 사람을 향해 생활 습관을 문제 삼거나 차별적인 시각을 가질 가능성도 있습니다. 이는 매우 잘못된 생각입니다.

평범한 일상생활에서도 감염될 수 있는 병원체는 얼마든지 있고, 그 외에도 불가피한 이유로 감염되는 안타까운 경우도 있습니다. 아직 밝혀지지 않은 암 유발 바이러스가 존재할 수도 있습니다.

제가 처음에 간략한 설명으로는 각각의 암에 관해 제대로 알려드리지 못할 것 같다고 걱정한 이유가 이 때문입니다. 불충분한 설명은 오히려 각종 암에 대한 오해로 이어진다고 생각합니다.

아직 암에 대해 모르는 것이 많지만, 연구가 진행됨에 따라 점점 더 많은 것을 알게 될 것입니다. 그러나 현재는 암을 예측하거나 완전히 예방할 방법은 없습니다.

그러니 암을 조기에 발견하기 위해 정기적으로 검진을 받는 것이 유일한 방법입니다. 조금이라도 평소와 다른 증상이 나타나면 가능한 한 빨리 의사와 상담하십시오.

너무 긴장하지도 말고, 너무 방심하지도 마세요.

일상의 삶을 즐기면서, 몸이 건네는 이야기에 귀를 기울이는 시간을 가끔 가져주시길 바랍니다.

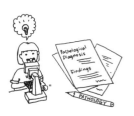

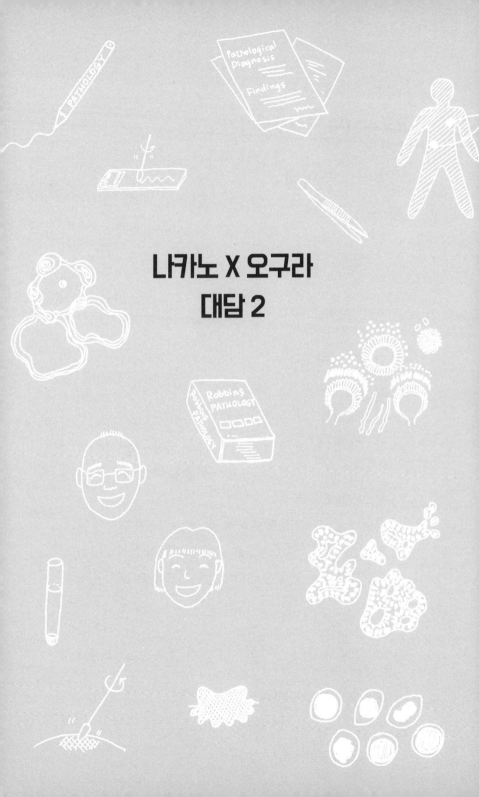

나카노 X 오구라
대담 2

정보과다의 낙관주의자가 말하는 AI와 의료의 미래

AI로 병리학도 변해 간다

😊 AI의 급속한 발전을 보면, 앞으로 의학이 어떻게 발전될지 예측하기 실로 어렵습니다. 후성유전학 연구의 미래를 묻는다면, 새로운 연구 분야에는 흥미로운 점이 있으며 비교적 초기 단계에서는 미래가 번창할 것이라는 강력한 낙관론이 존재합니다.

그러나 연구가 진행됨에 따라 안 되는 것들이 많음을 깨닫게 됩니다. 그렇게 범위를 좁히다 보면 확실히 유용한 무언가가 나올 것 같은 느낌이 드는 정도라고 말할 수 있겠죠.

😊 그렇군요. 지난 몇 년 동안, 병리 진단 역시 세포의 외형에

기반한 형태학적 진단과 유전자 이상에 기반한 분자 수준의 진단을 통합해야 하는 시기에 접어들었습니다.

아마도 향후 몇 년 안에 모두 해결될 수도 있습니다.
방대한 양의 유전자 이상 데이터와 형태학적 진단을 결합하는 것은 인간이 처리하기에 상당히 어려운 일이지만, AI는 압도적으로 잘 처리하겠죠.
생명과학을 연구하면서 이런 말을 하는 것이 아이러니할 수도 있지만, 앞으로는 인공지능의 발전이 생명과학 자체 연구의 진보보다 더 큰 영향을 미치지 않을까요?
혹시, 2018년 9월 〈Nature Medicine〉에 실린 논문을 읽어 보셨나요?

어떤 논문이죠?

폐암과 AI 병리 진단 관련 논문입니다. AI를 활용한 유방암 센티넬 림프절 병리 진단 논문도 발표되었습니다.

맞아요! AI와 병리과 전문의를 비교한 논문이었죠? 병리과 전문의보다 AI의 정확도(센티넬 림프절에서 암 전이를 정확하게 진단할 확률)가 높았다는 내용을 보고 충격받았습니다.

네, 그렇습니다. 그 알고리즘은 알파고와 같은 딥러닝 방식을 사용하는 것 같은데, AI를 훈련하는 데 어느 정도의 증례 건수가 필요했는지 아세요?
겨우 260건이었습니다.

와, 정말 적네요. 저는 유방암 수술을 위한 신속 진단으로 센티넬 림프절 슬라이드 글라스를 수만 장 본 것 같아요.

AI는 단지 200~300장만 있으면 할 수 있는 것이죠.

몇백 개의 사례만 보고 진단 요령을 파악하다니, 확실히 센스 있네요.

가르쳐주지 않아도 스스로 패턴 인식을 찾아내는 것이 놀랍습니다.

그러네요.

2018년 9월 〈Nature Medicine〉에 발표된 AI 병리 진단 논문에서도 AI를 활용하여 비소세포폐암을 진단했어요. 기본적으로 크게 선암과 편평상피세포암으로 나뉘는데,

병리 진단에 대해서는 잘 알지 못하지만, 이러한 조직형을 구분하는 것은 의외로 어려운 일 같습니다.

그렇습니다. 꽤 어려운 증례도 있어요. 치료 방법이 달라지기 때문에 엄격한 감별이 요구되는 추세입니다.

AI의 정확도는 97%였다고 합니다. 병리과 전문의에게 필적하는 진단 정확도이지요. 게다가 면역 염색이나 다른 검사 없이 형태만 보고도 '유전자 이상이 있다', 'EGFR 유전자가 이상하다' 등 70~80% 정도의 정확도로 암을 진단했던 것으로 보입니다.

네?! 그저 암세포 형태만 보고 판단했다는 건가요?

그랬던 것 같습니다. 어쩌면 AI는 인간이 식별할 수 없는 형태적 특징을 보고 있을지도 모릅니다. 또는, 둘 다 같은 방식으로 보지만, AI는 그것을 수많은 정보와 연관시킬 수 있고, 인간의 두뇌 능력은 그 정도까지는 가능하지 않기 때문일 수도 있지요.
병리 진단뿐만 아니라, 피부과 진단, 방사선 진단, 일반 내과 진단 등 기본적으로 컴퓨터 진단이 더 정확한 시대가 온다고 다들 이야기하고 있어요. 자신이 배워온 지식을 활용해서 환자를 위해 정확한 진단을 내리는, 의사로서의 능력을 발휘하는 기쁨이 사라질지도 모르겠습니다.

그렇죠. 저는 현미경으로 세포를 보면서 '아, 이 환자는 괜찮을 것 같다', '힘들 수도 있겠다'처럼 직감을 발휘해서 환자 개개인의 상태를 밀접하게 진단하는데, 그 일을 결국 AI에게 빼앗길 것 같아서 고독함이 느껴집니다.
진단에 대한 책임감이나 긴장감이 사라지는 것은 아닐지 걱정도 되고요. AI로 재확인했는데, 만약 오진이라면 AI의 잘못인 거네요(웃음)?

마음이 편해질 수도 있죠(웃음). 대부분의 진단을 AI에 맡기기 시작하면, 남는 것은 내시경이나 수술 등의 기술적인 부분입니다. 수술도 어느 정도는 로봇에 의해 수행될 수도 있으니, 의사의 업무는 점차 장인화되지 않을까요? 인폼드 컨센트 Informed Consent (충분한 설명에 의한 동의)를 받는 것도 AI가 하는 편이 더 나을 수도 있습니다.

AI는 불평하지 않고, 몇 시간이라도 환자의 이야기를 들어줄 수 있으니까요.

그렇습니다! 의학적 지식이 없는 환자를 위해 아주 기초부터 모두 상세히 설명해 주고, 반대로 의학 지식이 있는 환자에게는 원하는 만큼 고급 수준의 내용을 이야기해 줄 수 있으니까요. 이거야말로 최고라고 할 수 있죠.

AI와 이야기하기가 더 쉽다고 해서 생각났는데, 얼마 전 로봇 연구자인 이시구로 히로시 선생님과 대담했습니다. 그때 들은 이야기입니다. 환자와 의사가 대화를 나눌 때, 간호사보다 로봇이 입회한 경우가 더 이야기하기 쉽다는 연구 결과가 있었다고 합니다. 저도 그 기분을 알 수 있을 것 같습니다.

또한, 다양한 항암제가 연달아 개발되다 보니, 어떤 약물을 사용할지 선택하기가 상당히 어렵습니다. 그런데 AI라면 모든 관련 논문과 최신 치료 가이드라인 등을 모두 숙지하고 어떤 약이 가장 효과적인지 알려줄 수도 있겠죠.

AI의 진보가 의료를 바꾼다?

선생님, 앞으로 우리는 뭘 해야 할까요?

……사실 모르겠어요

네? 모르신다고요?!

제가 이렇게 보여도 실은 비관적 인간이에요. 제가 좋아하는 비관주의자에 대한 정의는 '정보과다의 낙관주의자'라는 말이에요.

아~ 전데요?!

저도요. 저는 기본적으로 매우 비관적이고 겁이 많아요.

저도 겁이 많아요. 실은 꽤 부정적이기도 하죠(웃음).

AI가 병리학 분야를 극적으로 바꾸리라고 봅니다. 다만, 진단의 책임 소재를 어떻게 할 것인가라는 문제가 있죠. 병리과 전문의가 더 이상 필요치 않을 수도 있어요.
다만, 오구라 선생님처럼 잘 훈련된 병리과 전문의와 AI가 상호작용하는 형태는 한동안 이어질 것으로 생각합니다. 어떻게 상호작용할지는 모르겠지만요.
AI가 이미 90% 이상의 정확도로 진단하는 시대에 접어들면, 병리과 전문의를 꿈꾸는 아이들이 얼마나 나올지가 더 어려운 문제가 아닐까 싶습니다.

그렇군요. 제가 병리과 전문의의 매력을 전파하는 활동을 시작한 지 5년여가 되었습니다. 고등학생을 대상으로 한 병리 진단 세미나를 여러 학교에서 진행하다 보니, '병리과 전문의가 되고 싶다'고 이야기하는 학생들도 점차 늘어나고 있습니다. 기쁘긴 하지만, 병리학의 미래상을 바탕으로 다양한 이야기를 전해야 할 것 같습니다.

진단에서 치료까지의 흐름을 고찰하는 세미나라든가 의료 전체의 문제를 생각해 보는 기회를 제공하는 등의 변화가 필요한 시점이라고 생각하고 있습니다.

공학계에는 소위 멸종 위기에 처한 분야가 있거든요. 야금·금속공학, 토목공학, 전력·전기공학 등 학문적으로는 크게 새로운 발전을 기대할 수 없지만, 사회의 기반 기술로서 꼭 필요한 분야들이지요. 대학이 이러한 분야를 어떻게 다루어야 하는가가 상당히 큰 문제가 될 것입니다.

이는 의학 일부 분야에서도 마찬가지일 수 있습니다.

앞으로는 정말 모든 학문이 어떻게 변화할지 예측하기가 쉽지 않습니다.

그럼, 저는 앞으로 더욱더 '수다스러운 병리과 전문의'로 진화해 볼까요?

🙂 하하. 그런 병리과 전문의는 시끄럽기만 하고 필요 없어요. 조용히 진단에 집중했으면 좋겠네요(웃음).

🙂 분명히 필요 없다고 하셨습니다~(웃음). 그나저나 게놈 편집은 어디까지 발전할 것으로 생각하세요?

🙂 기술적으로는 점점 좋아지겠지만, 윤리적인 면이 문제입니다. 인간에게 적용하게 되면 안전에 대한 문제가 있으니까요. 또한, 게놈 편집의 경우는 부작용이 발생했을 때 제거하는 것이 극히 어려운 일이지만, AI나 로봇과 같은 디바이스 계통은 기본적으로 외부 기기로 분리되어 있기 때문에 사용 후 마음에 들지 않으면 즉시 사용을 중단할 수 있습니다. 그런 의미로 윤리적 구속력은 공학 기술이 훨씬 약합니다. 그것은 분명히 장점입니다.
그렇기 때문에, 단기적으로는 AI의 진보가 의학이나 생명과학의 진보보다 의료를 더 많이 변화시킬 가능성이 높다고 봅니다. 장기적으로는 모르겠지만, 어차피 그때쯤이면 저는 이미 죽고 없겠죠(웃음).

🙂 도망칠 수 있다고 생각하는 건가요…(웃음). 선생님 치사하네요.

경험치로 증명되지 않는 시대

장기적인 관점에서 연구가 더 진행되면, 모든 질병이 해명될 수 있을까요?

불가능할 겁니다. 물리학이나 화학처럼 연구가 진행되면, 생명과학의 근본 원리를 발견해서 모든 것들이 해명되는 시대가 올 거라고 순진하게 생각한 적도 있었습니다.

하지만 생명과학과 의학은 지극히 각론적입니다. 각론의 총합이 될 수밖에 없는 셈입니다. 진화는 처음부터 무작위적이며 그 총합이 생명입니다.

그렇다고는 해도, 앞서 말했듯이 지난 30년 동안 질병에 대해 많은 것을 배웠다고 생각합니다. 병리학을 가르치면서 최근 의학은 상당히 논리적이라고 통감합니다.

옛날 의학은 별로 아는 게 없는데도 이치도 깨닫지 못한 채 맹목적으로 배워야 하는 부분이 있었습니다. 지난 35년간 다양한 것들이 점차 해명되는 시대에 돌입했고 연구도 할 수 있었다고 생각합니다.

하지만 최근에는 빅데이터 분석이 많아지면서 혼란스러워지기 시작했습니다.

그래서 AI가 필요한 시대로 향해 가고 있죠.

영국의 의학 교육은 Tomorrow's Doctors라는 흥미로운 신념을 가지고 있습니다. 현재 공부하고 있는 의대생들이 졸업 후 10년에서 20년이 지나야 가장 활발히 활동하는 시기가 되니까, 그때 활약할 수 있도록 교육하자는 발상입니다.

하지만, 이러한 급변의 시대에는 저를 포함해서 가르치고 있는 쪽이 앞으로 어떤 일이 벌어질지 알 수가 없습니다. 나이 든 사람들이 할 수 없는 정보 수집 능력, AI 이용 능력 등 시대 흐름을 정확하게 판단할 수 있는 젊은 의사들에게 기회가 오는 시대가 될지도 모릅니다.

그렇군요, 옛날처럼 경험치가 증명해 주던 시대와 다른 세상이 열리는 건가요?

글쎄요. 의대 졸업 후, 5년 차 의사와 30년 차 의사 간의 능력 차가 거의 없다는 글을 읽은 적이 있습니다. 과거와 달리 세상이 빠르게 움직이고, 곳곳에서 새로운 정보를 접할 수 있으니 경험치의 의미는 점점 줄어들고 있죠.

세상에! 생각해 보면, 졸업한 지 30년 넘은 의사는 지식을 업데이트하는 속도가 더딜 수도 있겠네요.

맞아요. 오래된 지식을 업데이트할 필요가 있지만 매우 어렵습니다. 자칫하면 학생들에게 잘못된 정보를 가르치는 결과를 초래할 수도 있기 때문에 최대한 최신 교재로 공부해야 합니다.

때때로 학생들이 "교수님, 이건 아닌 것 같은데요."라고 지적할 때가 있습니다. 그럴 때는 "선생님이 다 옳은 것은 중학교나 기껏 고등학교까지고, 대학교에 가면 다르다는 것을 몸소 가르치고 있는 거야."라고 변명합니다.

어떤 시대가 될지 모르기 때문에, 무엇이든 무작정 다 해 보는 것이 중요한 것 같습니다. 오구라 선생님도 다양한 시도를 하다 보면 병리과 전문의보다 적합한 무언가가 있을지도 몰라요.

그래서, 아끼도 말씀드렸다시피 더욱 수다스러운 병리과 전문의로 거듭나 볼까 하는데요…(웃음).

얼마나 말을 많이 하고 싶은 것입니까(웃음)!

호호호. 병리 진단은 암 조직형뿐만 아니라, 암을 포함해 우선 모든 질환의 양성과 악성을 판정하고 있어요.

이외에도 암 확산 진단, 정맥이나 림프관으로의 침투 등 상당히 다양한 인자를 판정하고 있습니다.

게다가 육안으로 관찰하고 샘플링하는 등 수작업으로 해야 할 것들이 많기 때문에, 이 모든 일을 AI에 맡기기는 무리가 아닐까 싶습니다. 그러나 일의 형태가 크게 변화할 것임에는 의심의 여지가 없으니, 여러모로 대응하기 위해서라도 기술과 시대의 흐름에 기반하여 객관적으로 제 역할을 바라볼 수 있는 지식과 사고방식이 필요하다고 생각합니다.

그렇습니다. 하지만 곰곰이 생각해 보면, AI에 일자리를 빼앗긴다는 발상은 어쩐지 이상해요. 수많은 의사가 항상 바쁘다고 하소연하는데, AI가 일을 대신해 주면 여유 있고 좋지 않을까요? 음, 수입이 줄어드는 문제 때문에 곤란할 수도 있지만 말이죠.

그렇죠. 병리과 전문의로서가 아닌, 여가 시간에 하는 일이 중요할 수도 있습니다. 병리과 전문의뿐만 아니라, 다른 과 의사도 여러 전문 분야를 가지고 있습니다. 혹은 의료 외에 삶의 보람과 수입을 창출할 수 있는 다른 일을 생각해야 할지도 모르지요.

병리 표본 사진은 기하학적이고 아름다우니까 후배들과

병리 사진을 프린트한 티셔츠를 만들어서 의류산업에 진출할까 봐요. 모르고 보면, 곰팡이 무늬도 멋지니까, 아스페르길루스(곰팡이의 일종) 무늬로 디자인한 넥타이 같은 패션 아이템을 만드는 거죠(웃음).

독서하는 시간도 늘어났으면 좋겠다고 생각합니다.

그렇죠. 놀 시간이 늘어난다고 하니, 노는 법을 배우는 게 좋겠어요. 선생님, 그럼 이 근방으로 놀러 가시죠.

이 대담은 일종의 놀이였나요? 그랬으면 좀 더 진지하게 임했을 텐데 말이죠. 이미 늦었지만(웃음).

'곰팡이' 아스페르길루스 무늬

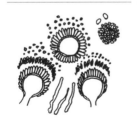

T셔츠나 넥타이 무늬로 어떤가요?

마치며

저는 태어난 순간부터 수다쟁이였던 것 같습니다만, 어떻게 수다스러운 병리과 전문의가 되었는지 말씀드릴게요.

세세한 것은 차치하고, 30대가 되자마자 임상검사 부문의 과장이 되었습니다. 과장의 역할을 잘 모르는 상태에서 맡은 업무는 관리였습니다. 임상검사 업무 전반에 관해서는 경험 많은 기사장을 비롯한 임상병리사에게 맡기면 되지만, 인사와 대외적인 협상 등은 과장이 직접 수행해야 하는 업무입니다.

이 역할에 전문의 지식은 거의 쓸모가 없습니다. 세상의 비즈니스 종사자들은 어떤 공부를 하는지 궁금했습니다. 그래서 그들처럼 매니지먼트, 의사소통, 코칭 방법을 배우기 위해 경영 관리 분야 서적을 읽고 강의를 수강하였습니다.

그러던 중 우연히 '편집'이라는 말이 '정보를 다루는 모든 것'이라는 넓은 의미로 사용되고 있다는 것을 알게 되었습니다.

'정보를 다루는 모든 것'이라니, 그렇다면 우리 일상은 편집과 다름없습니다. 정보가 넘쳐나는 시대에 '어떻게 정보를 수집하고. 어떻게 전달할 것인가?' 여기서 '어떻게'가 중요합니다. 이는 곧 '방법'을 의미합니다.

병리 진단에서도 방대한 양의 검사 결과를 '어떻게' 정리할 것인지의 '방법'이 중요해지고 있습니다. 모든 일에서 편집력을 시험받는 시대가 된 것 같습니다.

편집에 관해 알아가면서, '다른 기술도 필요하지 않을까?'라는 생각이 살짝 들었지만, 다양한 일에도 같은 방법을 사용할 수 있다는 점을 깨닫게 되었습니다.

병리 진단, 후배 지도, 검사 부서 관리, 일상의 소소한 일 등, 매사에 정보를 주고받게 되므로 '정보를 어떻게 다룰 것인가'라는 방법이 필요하고, 어떤 일에든 편집력을 활용할 수 있었습니다. 병리 진단 방법을 다른 삭도로 분석할 수 있게 되었고, 새로운 발견도 할 수 있었습니다. 편집의 방법론을 다양한 일에 응용할 수 있다니! 매우 놀랐습니다.

의료라는 협소한 세계에서 살던 저는 다양한 직종의 사람들과 어울리기 시작했고 '배움'과 '아는 것'이 얼마나 즐거운 일인지 새삼 실감했습니다. 그리고 그 기쁨을 누군가에게 '전달하고 싶다'는 마음이 더욱 강해졌습니다. '내 전문 분야인 병리학의 매력에 대해서도 여러 각도에서 이야기를 나눌 수 있지 않을까?', '의료 전반에 관해서도 다양한 전문가들과 좀 더 논의할 필요가 있지 않을까?'라는 생각이 들었습니다.

집필을 포함하여 '수다스러운 병리과 전문의'로서 제 소중한 라이프워크는 다양한 사람과의 만남에서 기인한다고 생각합니다. 그리고 항상 제 활동을 응원하고 배려해 준 따뜻한 심성의 직장 동료들과 가족이 있어서 정말 행복합니다. 이 자리를 빌려 신세 진 모든 분께 진심으로 감사를 전하고 싶습니다.

앞으로 의료는 계속 변화할 것입니다. 의학교육도 의과대학뿐만 아니라, 장래 의료 업계에서 꿈을 펼치고 싶은 중·고생, 일반인들까지 확대하여 의료 본연의 자세에 대해 함께 생각해 가는 기회를 늘려 가고 싶습니다.

이 책을 집필하면서 '신체 구조는 정말 대단하구나!', '어째서 암세포는 이런 형태가 되는 것일까?' 등 다양한 생각과 의문이 새삼 솟아올랐습니다.

현재, 병리 진단 상황은 세포의 '모양'으로 판단하는 '형태 진단'과 유전자 이상을 기반으로 한 '분자 병리 진단'을 어떻게 통합할지 탐색하는 단계입니다.

모든 질병을 단 하나의 유전자 이상으로 규명할 수 있는 것은 아니며, 환경을 비롯한 다양한 요인이 복합적으로 얽혀 있습니다. 그 결과가 '세포 형태'로 반영되는 것은 확실합니다. 세포의 형태가 그렇게 된 이유와 의미가 있을 것입니다.

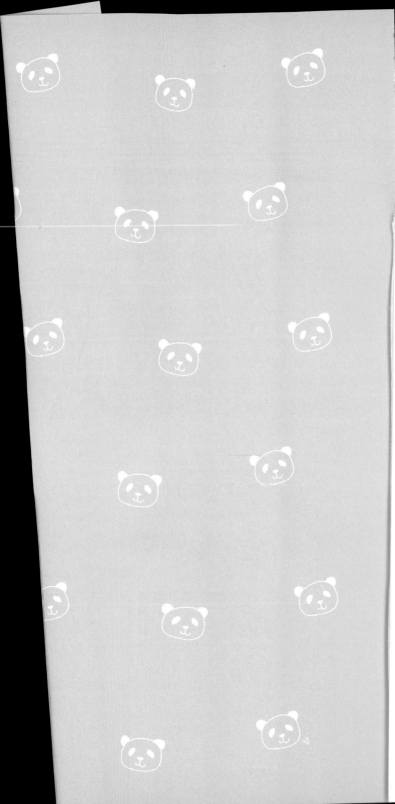

병리학은 항상 형태 관찰을 학문의 축으로 삼아 발전해 왔습니다. 앞으로는 인공지능이 형태 진단에 관여할 것으로 생각하지만, '형태'가 질병의 본질을 보여주는 한 병리 진단 탐구는 계속될 것입니다.

우리 몸은 알게 모르게 질서 있는 세포들의 작용으로 지탱되고 있습니다. 다양한 기능이 이렇게 아름답고 멋지게 제어되는 것은 기적이라고 생각합니다. 우리는 암을 비롯한 다양한 질병에 노출되지만, 우리 몸속 세포들은 놀라운 치유력 역시 갖추고 있습니다.

가끔은 매일 열심히 노력하고 있는 여러분의 몸속 세포들에게 마음을 전해주세요. 그리고 뭔가 이상함을 느낀다면 빨리병원에 내원해 주시길 바랍니다. 병리과 전문의는 여러분의또 다른 주치의입니다. 언제든지 의지해 주시길 바랍니다.

마지막까지 대담을 흔쾌히 맡아주신 나카노 토오루 선생님과 이 책을 출판하기까지 애써주신 출판사 관계자 모든 분께깊은 감사의 말씀을 전합니다.

다시 만날 때까지 여러분 모두 부디 건강하세요!

오구라 카나코

의사들의 의사, 질병을 진단하는 병리과 전문의가 전하는 현미경 속 세상!

수다스러운 암 이야기

초판 1쇄 발행 · 2023년 5월 31일

지은이 · 오구라 카나코
옮긴이 · 서희경
펴낸이 · 곽동현
디자인 · 정계수
펴낸곳 · 소보랩

출판등록 · 1998년 1월 20일 제2002-23호
주소 · 서울시 동작구 동작대로 1길 27 5층
전화번호 · (02)587-2966
팩스 · (02)587-2922
메일 · labsobo@gmail.com

ISBN 979-11-391-0078-5 13510